专家与您面对面

牙周炎

主编/牛胜德　付　涛

中国医药科技出版社

图书在版编目（CIP）数据

牙周炎 / 牛胜德，付涛主编 . -- 北京：中国医药科技出版社，2016.1
（专家与您面对面）

ISBN 978-7-5067-7977-7

Ⅰ.①牙⋯　　Ⅱ.①牛⋯②付⋯　　Ⅲ.①牙周炎 – 防治　　Ⅳ.① R781.4

中国版本图书馆 CIP 数据核字（2015）第 291358 号

专家与您面对面——牙周炎

美术编辑　陈君杞
版式设计　大隐设计

出版　中国医药科技出版社
地址　北京市海淀区文慧园北路甲 22 号
邮编　100082
电话　发行：010-62227427　邮购：010-62236938
网址　www.cmstp.com
规格　880 × 1230mm $\frac{1}{32}$
印张　4
字数　64 千字
版次　2016 年 1 月第 1 版
印次　2017 年 8 月第 2 次印刷
印刷　北京九天众诚印刷有限公司
经销　全国各地新华书店
书号　ISBN 978-7-5067-7977-7
定价　19.80 元
本社图书如存在印装质量问题请与本社联系调换

内容提要

牙周炎怎么防？怎么治？本书从"未病先防，既病防变"的理念出发，分别从基础知识、发病信号、鉴别诊断、综合治疗、康复调养和预防保健六个方面进行介绍，告诉您关于牙周炎您需要知道的有多少，您能做的有哪些。

阅读本书，让您在全面了解牙周炎的基础上，能正确应对牙周炎的"防"与"治"。本书适合牙周炎患者及家属阅读参考，凡患者或家属可能存在的疑问，都能找到解答，带着问题找答案，犹如专家与您面对面。

专家与您面对面

丛书编委会（按姓氏笔画排序）

前言

"健康是福"已经是人尽皆知的道理。有了健康，才有事业，才有未来，才有幸福；失去健康，就失去一切。那么什么是健康？健康包含三个方面的内容，身体好，没有疾病，即生理健康；心理平衡，始终保持良好的心理状态，即心理健康；个人和社会相协调，即社会适应能力强。健康不应以治病为本，因为治病花钱受罪，事倍功半，是下策。健康应以养生预防为本，省钱省力，事半功倍，乃是上策。

然而，污染的空气、恶化的水源、生活的压力等等，来自现实社会对健康的威胁却越来越令人担忧。没病之前，不知道如何保养，一旦患病，又不知道如何就医。基于这种现状，我们从"未病先防，既病防变"的理念出发，邀请众多医学专家编写了这套丛书。丛书本着一切为了健康的目标，遵循科学性、权威性、实用性、普及性的原则，简明扼要地介绍了100种疾病。旨在提高全民族的健康与身体素质，消除医学知识的不对等，把健康知识送到每一个家庭，帮助大家实现身心健康的理想。本套丛书的章节结构如下。

第一章 疾病扫盲——若想健康身体好，基础知识须知道；

第二章 发病信号——疾病总会露马脚，练就慧眼早明了；

第三章 诊断须知——确诊病症下对药，必要检查不可少；

第四章 治疗疾病——合理用药很重要，综合治疗效果好；

第五章 康复调养——三分治疗七分养，自我保健恢复早；

第六章 预防保健——运动饮食习惯好，远离疾病活到老。

按照以上结构，作者根据在临床工作中的实践体会，和就诊时患者经常提出的一些问题，对100种常见疾病做了系统的介绍，内容丰富，深入浅出，通俗易懂。通过阅读，能使读者在自己的努力下，进行自我保健，以增强体质，减少疾病；一旦患病，以利尽早发现，及时治疗，早日康复，将疾病带来的损害降至最低限度。一书在手，犹如请了一位与您面对面交谈的专家，可以随时为您答疑解惑。丛书不仅适合患者阅读，也适用于健康人群预防保健参考所需。限于水平与时间，不足之处在所难免，望广大读者批评、指正。

编者

2015 年 10 月

目录

第1章　疾病扫盲
—— 若想健康身体好，基础知识须知道

第2章 **发病信号**
——疾病总会露马脚，练就慧眼早明了

第3章 **诊断须知**
——确诊病症下对药，必要检查不可少

第4章 **治疗疾病**
——合理用药很重要，综合治疗效果好

第5章　康复调养
　　——三分治疗七分养，自我保健恢复早

第6章 **预防保健**
——培养生活好习惯，远离疾病活到老

第 1 章

疾病扫盲

若想健康身体好，基础知识须知道

🧑 口腔有何功能，由哪些器官组成

口腔是消化道的起始部分，参与消化过程，协助发音和言语动作，具有感觉功能，并能辅助呼吸，具有重要的生理意义，是人们日常生活中从事各项社会活动必不可少的器官。主要功能有：咀嚼、吸吮、吞咽、言语、感觉、表情、摄取食物、参与呼吸等。口腔功能是在中枢神经的支配下，依靠牙齿、唇、颊、舌、腭等器官，通过有关肌肉的收缩和下颌运动完成的，是咀嚼系统组织器官分工合作的结果。

口腔所包含的组织器官有：唇、牙齿、面颊、腭、牙龈、齿槽骨、上颌骨、下颌骨、舌骨、颧骨、颞颌关节、腮腺、颌下腺、舌下腺及这些器官上的肌肉、神经、血管等。口腔以唇、颊、腭、口底为界，后上方向鼻咽部延续，后下方与口咽相通。除牙齿外，口腔有黏膜覆被，其上皮结构类似皮肤，但在湿润性、角化程度及附件构成上与皮肤不同。

口腔内是一个复杂的生态环境。口腔的温度、湿度适于许多微生物的生长与繁殖，口腔内的天然菌群与人类机体有着共生的关系。当口腔的功能发生紊乱，机体健康受到影响，口腔内的生态环境受到破坏，疾病就会发生。

🧑 牙齿是由哪几部分组成的，是如何分类的

从牙齿的外观上看，牙齿有牙冠、牙根及牙颈三部分组成。牙冠是牙体外层被牙釉质覆盖的部分，也是发挥咀嚼功能的主要部分，在正常情况下，牙冠的大部分显露于口腔，称为临床牙冠。牙根是牙体外层由牙骨质覆盖的部分，也是牙齿的支持部分；牙齿有的是单根牙，有的是多根牙，每一个牙根的尖端，称为根尖；每个根尖都有通过牙髓血管神经的小孔，称为根尖孔；正常情况下，牙根整个包埋于牙槽骨中。牙冠与牙根交界处呈一弧形曲线，称为牙颈，又名颈缘或颈线。

从牙齿的剖面看，牙体由牙釉质、牙骨质、牙本质和牙髓四层组成。牙釉质构成牙冠的表层，为半透明的白色硬组织，是牙体组织中高度钙化的最坚硬的组织。牙骨质是构成牙根表层的、色泽较黄的硬组织。牙本质构成牙体的主体，位于牙釉质与牙骨质的内层，不如牙釉质坚硬，在其内有一空腔称为牙髓腔。牙髓是充满在牙髓腔中的蜂窝组织，内含血管、神经和淋巴。是牙体组织中唯一的软组织。

根据牙齿的形态特点和功能特性将牙齿分为切牙、尖牙、双尖牙、磨牙四类。切牙位于口腔前部，左、右、上、下共8个，邻面

观牙冠呈楔形，颈部厚而切缘薄，主要功能是切断食物，为单根。尖牙俗称犬齿，位于口角处，左、右、上、下共4个，牙冠仍为楔形，切缘上有一突出的牙尖，主要功能是穿刺和撕裂食物，为粗壮而长大的单根。双尖牙又名前磨牙，位于尖牙之后、磨牙之前，左、右、上、下共8个，牙冠呈立方形，有一个咬牙合面，其上一般有双尖，下颌第二双尖牙有三尖者，主要功能是协助尖牙撕裂食物及协助磨牙捣碎食物，牙根扁，也有分叉者。磨牙位于双尖牙之后，左、右、上、下共12个，牙冠大，呈立方形，有一个宽大的咬牙合面，其上有4～5个牙尖，主要功能是磨细食物，一般上颌磨牙为三根，下颌磨牙为双根。

根据牙齿在口腔内存在的时间分为乳牙和恒牙。乳牙在出生后7～8个月开始萌出，2.5岁左右乳牙全部萌出，共20个。6、7岁至12、13岁，乳牙逐渐脱落而为恒牙所代替，此期称为替牙时期或混合牙列。因此乳牙在口腔内的时间为5～10年。2.5～6岁为乳牙牙合时期。恒牙是继乳牙脱落后的第二副牙列，非因疾病或意外损伤不会脱落，脱落后再无牙齿可萌出代替。第一恒磨牙自胚胎4月开始发育，6岁开始萌出，是最先萌出的恒牙，不替代任何乳牙。12～13岁后乳牙全部脱落后，称为恒牙牙合时期。

👤 何谓口腔内科学，你得了什么病应当到口腔内科就诊

口腔内科学是口腔医学专业的一门重要的临床学科。它研究的是人们最常见、最多发的、在人群中发病率最高的口腔疾病。包括牙体硬组织疾病、牙髓病、牙根尖周病、牙周组织病和口腔黏膜病。介绍这些疾病的病因、临床病理、症状、诊断、治疗和预防。口腔内科的治疗是以保存原有的器官，维护其原有的功能为目的。

你得了什么病应当到口腔内科就诊呢？换句话说，口腔内科大大能给你治疗哪些疾病呢？一般来说，当你的牙齿疼痛时多半要请口腔内科的大夫给你诊治。当你患龋病及牙体损伤等硬组织非龋性疾病，需要充填（即补牙）时；当你的牙齿患有牙髓病、根尖周病、牙周病需要作髓病治疗、根管治疗、牙周洁治、牙龈切除等治疗时；当你患有复发性口疮、口腔白斑等黏膜疾病时；都需要口腔内科医生给予正确的处理和指导。口腔内科所诊治的疾病具体有：龋病、牙齿发育异常、牙体损伤、牙髓病（急性牙髓炎、慢性牙髓炎、髓石病）、根尖周病（急性根尖周炎、慢性根尖周炎）、牙周病（牙龈炎、牙龈增生、牙周炎、牙周－牙髓联合病变、牙周脓肿、牙周萎缩、根分叉病变）、口腔黏膜病（口腔单纯性疱疹、口腔单纯疱疹、

带状疱疹、球菌性口炎、坏疽性口炎、口腔结核、口腔念珠菌病、药物过敏性口炎与接触性口炎、血管神经性水肿、多形渗出性红斑、复发性口疮、白塞病、创伤性溃疡、天疱疮、瘢痕性类天疱疮、大疱性类天疱疮、口腔白色角化病、口腔白斑、口腔扁平苔癣、盘状红斑狼疮、口腔黏膜下纤维变性、慢性唇炎、口角炎、地图舌、沟纹舌、毛舌、正中菱形舌、舌乳头炎、萎缩性舌炎、舌痛症），某些性传播疾病及全身疾病的有口腔表征，如梅毒、淋病、尖锐湿疣、艾滋病、贫血、血细胞异常、出血性疾病、维生素 B_2 缺乏症、维生素 PP 缺乏症、维生素 C 缺乏症、铅中毒、铋中毒、汞中毒、磷中毒及口腔黏膜色素异常等，均可能首先由口腔内科医生发现及诊治。

医生如何记录你的牙齿

为了缩减书写和口述牙齿的全名，医生常用代号来表示牙位，目前常用的有：部位记录法、数字标记法、通用记录法。

部位记录法是用 1 ~ 8 分别依次代表中切牙至第三磨牙；用 I ~ V 分别依次代表乳中切牙至第二乳磨牙。用"+"符号将上下牙弓分为四区，"+"中的水平线表示牙合面，用以区分上、下；垂直线表示中线，用以区分左右。"⌐"代表患者的右上区，称为 A 区；"L"

代表患者的左上区，称为 B 区；"┐"代表患者的右下区，称为 C 区；"┌"代表患者的左下区，称为 D 区；因此牙弓可区分为 AC ＋ BD 四区。

数字标记法是采用 1970 年国际牙科联盟提出的 2 位数字标记法，在 WHO 设计的简化口腔健康调查表中即用此法。每颗牙用 2 位阿拉伯数字表示，第一数字表示牙齿所在的象限，将口腔的 4 个象限按顺时针方向依此为：右上、左上、左下、右下，恒牙为 1、2、3、4，乳牙为 5、6、7、8；第二位数字表示牙位，从中切牙至第三磨牙依此为 1、2、3、4、5、6、7、8；如 24 表示左上颌第二双尖牙，恒牙；85 表示右下颌第二乳磨牙。读时应注意，右上中切牙应读为"1""1"，而不读为"11"。

通用记录法也是用编号来记录牙位的方法。由右上颌至左上颌，至左下颌再至右下颌，按牙的顺序依此编号。由右上颌第三磨牙起至中切牙依此为 *1、*2、*3、*4、*5、*6、*7、*8，由左上颌中切牙至第三磨牙按牙的顺序依此为 *9、*10、*11、*12、*13、*14、*15、*16，由左下颌第三磨牙起至中切牙按牙的顺序依此为 *17、*18、*19、*20、*21、*22、*23、*24，由右下颌中切牙至第三磨牙按牙的顺序依此为 *25、*26、*27、*28、*29、*30、*31、*32。乳牙编号方法相同，只是在编号的后面加"d"，如右上第二乳磨牙为

"*1d"，右下乳中切牙为"*16d"。

👤 人为何会牙痛

由于牙体内有神经纤维分布，故当牙齿受到损伤时，牙齿的神经组织受到直接或间接的刺激，传递到中枢，人们就会感到牙痛。

牙体即牙齿的本身，包括牙釉质、牙本质、牙骨质三种钙化的硬组织和一种软组织牙髓组成。牙本质构成牙齿的主体，牙釉质覆盖于牙冠表面，牙骨质覆盖于牙根表面，中央有一空腔为髓腔，牙髓腔内有牙髓组织，其内的血管和神经通过狭窄的根尖孔与牙周组织相联系。牙本质对外界机械、温度和化学刺激有明显的反应。在牙本质小管内有神经纤维。牙本质的感觉传递一般为外界刺激直接刺激牙本质的神经末梢，然后传递至中枢，或外界刺激引起牙本质小管内容物流动，间接使牙髓牙本质交界处的神经末梢受到冲动（流体力学假说），或造牙细胞突受到刺激后传至细胞体引起细胞体表面电荷改变而影响与之接触的神经末梢。而牙髓腔内的神经很丰富，来自牙槽神经的分支伴血管自根尖孔进入牙髓，然后分为很多细的和更细的分支。进入牙髓的神经大多数是有髓神经，传导痛觉，少数为无髓神经，为交感神经，可调节血管的收缩和舒张。所以当牙齿损伤伤及牙本质和牙髓时，患者会感到明显的牙痛。

可以引起牙痛的疾病

牙痛是口腔科疾病中最常见的症状之一。它可能由许多疾病引起，如龋齿、急性牙髓炎、急慢性根尖周炎、牙周炎、牙本质过敏、牙齿折裂等。

龋齿可以引起牙痛，表现为牙体有龋洞，早期多无自觉疼痛，如遇酸、甜、冷、热刺激或食物嵌塞入龋洞时而感牙痛，刺激去除后疼痛多可停止。

急性牙髓炎也可以引起牙痛，表现为牙齿自发性阵发性疼痛，遇冷、热刺激及夜间平卧时疼痛加重，患者不能明确指出患牙的部位，可查到深龋洞、深牙周袋或非龋性牙体疾病，患牙冷热测验引起剧烈的疼痛，刺激去除后疼痛持续较长时间。开髓术后，疼痛即可缓解。

慢性牙髓炎患者有长时间遇冷、热刺激痛，进食痛或定时的自发性钝痛，多数可定位。

急性根尖周炎也可以引起牙痛，表现为牙齿呈持续性跳痛，牙位明确，患牙有伸长感或浮起感，不能咀嚼食物。检查患牙叩痛剧烈，局部牙龈红肿、压痛。

牙周炎也可以引起牙痛，表现为牙齿持续性钝痛，伴牙龈红肿、出血溢脓，甚者牙齿松动，牙龈萎缩。

牙本质过敏也可以引起牙痛，患牙牙齿表面多有磨耗，牙釉质破坏，或牙龈萎缩，牙颈部暴露，致使牙本质外露，遇冷、热、酸、甜等刺激时牙痛。

另外，可以诱发和伴发牙痛的疾病还有三叉神经痛、颌骨骨髓炎、干槽症、智齿冠周炎、急性化脓性上颌窦炎、颌骨恶性肿瘤、牙龈恶性肿瘤、颌骨含牙囊肿、埋伏牙压迫牙根吸收、上呼吸道感染、缺血性心脏病、白血症、癔病、神经衰弱等。

什么是牙周炎

牙周炎是侵犯三种牙周组织（牙周膜、牙槽骨及牙龈）及牙骨质的慢性破坏性疾病。大多数病例由牙龈炎发展而来，除了有边缘性龈炎的临床症状外，尚有牙周袋形成及牙槽骨吸收，如不及时治疗，最终导致牙齿松动及丧失。它是导致成年人及老年人牙齿拔除的最主要原因。发生于 30 ～ 35 岁以上的成人。又称成人牙周炎，慢性牙周炎。年龄越大，发病率越高，病情也越重。中医称牙宣。

牙周炎是侵犯牙龈和牙周组织的慢性炎症，是一种破坏性疾病，其主要特征为牙周袋的形成及袋壁的炎症，牙槽骨吸收和牙齿逐渐松动，它是导致成年人牙齿丧失的主要原因。本病多因为菌斑、牙石、食物嵌塞、不良修复体、咬创伤等引起，牙龈发炎肿胀，同时使菌斑堆积加重，并由龈上向龈下扩延。由于龈下微生态环境的特点，龈下菌斑中滋生着大量毒力较大的牙周致病菌，如牙龈类杆菌，中间类杆菌，螺旋体等，使牙龈的炎症加重并扩延，导致牙周袋形成和牙槽骨吸收，造成牙周炎。

牙周炎的发病原因

微生物是引发慢性牙周炎的始动因子，堆积在龈牙结合部的牙面和龈沟内的菌斑微生物及其产物引发牙龈的炎症和肿胀，使局部微生态环境更有利于一些在厌氧条件下生长的革兰阴性牙周致病菌滋生，形成致病性很强的生物膜，由龈上向龈下扩展，并扩大到深部牙周组织。凡是能加重菌斑滞留的因素，如牙石、不良修复体、食物嵌塞、牙排列不齐、解剖形态异常等，均可成为牙周病的局部促进因素，加重和加速牙周炎的进展。宿主对微生物的应答反应是决定牙周炎发生与否，以及病情轻重、范围大小、发展速度等的必要因素。某些全身性疾病如糖尿病等也对牙周炎有负面影响。此外，环境和行为因素，如吸烟、精神压力等也可能是危险因素。

侵袭性牙周炎是一组在临床表现和实验室检查均与慢性牙周炎有明显区别的牙周炎，按其患牙的分布可分为局限型和广泛型，常表现为家族聚集性。特定微生物，主要是伴放线杆菌的感染，以及机体防御能力缺陷（如白细胞功能缺陷、牙骨质发育异常等）是引起侵袭性牙周炎的两方面主要因素。

反映全身疾病的牙周炎主要有几类，分别是血液疾病、遗传性疾病、糖尿病及艾滋病等。血液疾病包括血中白细胞异常，白血病等。白细胞异常是导致牙周炎发生的一个重要原因，包括白细胞减少症和白细胞功能缺陷。白细胞减少的原因可能是骨髓干细胞发育异常，骨髓分化出白细胞后释放的数量减少，进入血液循环的白细胞比例失常和白细胞在血液中生存的时间缩短，这些都会导致白细胞数量的减少。正常人血中的白细胞数为 4000 ~ 10000 个，低于 4000 时，机体对细菌的抵抗力就会降低，容易发生严重感染。白细胞功能缺陷是指白细胞数量是正常的，但其杀死细菌的能力下降，也会导致牙周炎的发生。

白血病是血液系统的恶性肿瘤，治疗不及时会危及生命。各种类型的白血病都可能出现口腔里的表现，其中急性非淋巴细胞白血病最常见。白血病好发在牙龈上，很多患者是因为牙龈肿胀，出血不止先来口腔科就诊，经过口腔科医生的检查诊断患有白血病，从而得到了相对早期的治疗。

有文献报告，北京某医院血液科收治的急性白血病儿童中，最先表现在口腔中的超过了10%。白血病的病因现在并不明确，但是很多因素都可能和白血病的发病有关，如病毒、遗传、放射线、化学毒物和药物等。白血病为什么会引起牙龈肿胀呢？白血病患者血液中的白细胞并未发育成熟，有大量的幼稚白细胞，它们在牙龈里大量聚集，导致了牙龈的肿胀，且极易出血。

白血病在全身和口腔里表现主要有以下几项：①患者年龄较轻，大多为儿童和青年。发病通常较急，表现为全身乏力，有不同程度的发热和贫血，口腔里或者皮肤下有自发出血，不易止住；②牙龈明显肿大，整个牙龈外形不规则，颜色有的暗红，有的发白；③有的牙龈会出现溃疡，并且会有疼痛；④由于牙龈肿胀，口腔里出血，患者不敢刷牙，口腔卫生差，会出现口臭，牙齿也可能出现松动；⑤局部（如颈部）及全身淋巴结可能出现肿大。

掌跖角化－牙周破坏综合征是一种遗传性的疾病，特点是手掌和脚掌部位的皮肤角化比较明显，并出现脱屑，同时牙周有严重破坏，但一般没有明显的全身疾病。本病比较罕见，100万人中会有1～4个人发病。发病时间比较早，常在4岁前就出现皮肤及牙周的病变，但孩子的智力和身体发育是正常的。手掌、脚掌、膝盖和胳膊肘部处的皮肤会出现角化过度和裂口，并有白色碎屑，皮肤出汗比较多并有臭味。牙周组织的破坏从乳牙列就已经开始了，出现刷牙出血，深牙周袋，牙龈溢脓，牙齿松动严重，并伴有口臭。在 5 ~ 6 岁时乳牙就相继脱落，等到恒牙萌出后也相继出现牙周炎症最终松动脱落。该病病因包括微生物和遗传因素两部分。从该病患者的牙周袋内取龈下菌斑做培养，发现菌群类似成人慢性牙周炎，在接近根尖区域发现有大量的螺旋体，螺旋体与牙周组织的破坏关系较大。本病属于常染色体隐性遗传，即父母可能都不患病，但必须都携带常染色体基因才能使其子女患病，子女中男女患病概率均等。

唐氏综合征又名先天愚型或染色体 21- 三体综合征，为一种染色体异常引起的先天性疾病。患儿身体发育迟缓，智力低下，面部发育有异常，表现为面部扁平，眶距增宽，鼻梁低宽，颈部短粗。几乎 100% 患者有严重的牙周炎，表现为牙龈红肿，深牙周袋，牙齿松动，有时可有牙龈退缩。乳牙和恒牙都可能发病。唐氏综合征患者牙周发病的原因可能与细菌及中性粒细胞趋化功能低下有关。

糖尿病是大家所熟知的一种常见病、慢性病，可通过多种途径造成身体多个器官的病变。近年来，通过大量的科学研究，证实糖尿病（包括 1 型和 2 型）是牙周病的一个重要危险因素，当血糖水平较高的时候，已有的牙周炎症会加重，可能会出现口腔内多处溢脓。反过来，牙周病也会影响内分泌代谢，从而影响血糖的控制，并且会增加发生糖尿病并发症（如心脏病，脑病，肾病等）的危险。经过有效的牙周治疗后，牙周炎症得到减轻，血糖控制也得到改善。其实糖尿病本身并不引起牙周炎，而是糖尿病本身的病理变化会导致牙周炎的加重。患有糖尿病时，血管壁会增厚，血管腔变窄，炎症反应加重，中性粒细胞功能低下，胶原合成减少，创伤愈合查，口腔菌群改变为牙周致病菌增多，因而使牙周破坏加重、加速。

艾滋病的全称为获得性免疫缺陷综合征，是一种严重的危及生命的传染病，发病率正逐年提高。在感染人类免疫缺陷病毒（HIV）后，临床上短期内可无表现，从感染到发病的潜伏期可持续十年乃至 10 年。感染 HIV 后，口腔内容易出现细菌感染。约有 30% 的艾滋病患者首先在口腔内出现症状，在牙周组织的病变主要包括：①线形牙龈红斑：即在靠近牙齿的牙龈边缘处出现一条颜色鲜红的，2 ~ 3mm 宽度的红边，与周围的牙龈形成明显的界限。红边处比较容易出血；②坏死性溃疡性牙周病：具体表现可参考坏死性溃疡性牙周病的介绍，但艾滋病患者所发生的坏死性溃疡性牙周病比非艾滋病患者病情更重，发病更迅速。但需要注意的是，线形牙龈红斑和坏死性溃疡性牙周病也可以发生在正常的非艾滋病患者，或者其他免疫功能低下者，需要结合必要的化验检查。

四种不良生活习惯易致口腔疾病

（1）偏食引起牙颌畸形：人们都知道偏食对儿童最大的危害莫过于阻碍身体的生长发育，殊不知偏食还是引起牙颌畸形、牙齿生长发育不良及龋齿等多种牙病的罪魁祸首。偏爱吃精细柔软食物的孩子，因其颌骨长期得不到强有力的咀嚼功能刺激，会造成整个牙齿的发育不良，其后果是使颌骨容纳不下所有的牙齿，以致牙齿拥挤、排列不齐。此外，长期吃精细食物会使小儿发生营养不良，这除了会影响小儿身体的生长发育之外，还会影响其颌骨的生长发育。最好让孩子吃得杂一点儿，粗一点儿，并要经常给他们换花样、换品种，让他们适应各种口味。对于偏爱甜食的孩子，家长也应及时予以纠正，让孩子适当吃些糖果与甜食即可，不要过度。睡前不宜吃含糖食品。即使是睡前刷牙，也不宜吃，因为儿童刷牙往往不彻底。白天，孩子每次进食后，家长都应督促其及时漱口。儿童偏食还易造成维生素 A 和维生素 C 的缺乏，而这两种维生素对牙齿的生长有重要的作用。偏食还必然会导致维生素 D 和钙、磷的缺乏，这势必导致牙齿钙化不良，使牙齿的抗龋能力减弱。偏食所引起的蛋白质缺乏更不

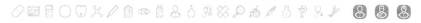

容忽视，这不但会使牙齿形态异常，而且会使牙齿生长迟缓，萌出困难。为了防止各类牙病，保障儿童的身心健康，年轻的爸爸妈妈一定要想办法纠正孩子的偏食顽习，切不可姑息迁就。

（2）长期嚼槟榔易造成牙齿过敏和黏膜变性：长期嚼槟榔引起牙齿表面磨耗，牙釉质缺失，牙齿保护层破坏，导致冷热酸甜过敏不能咀嚼食物，同时烟里所含的有毒物质如尼古丁、焦油等进一步刺激口腔内的黏膜，导致口腔黏膜纤维性变性，它的主要表现是口腔黏膜发白，不能进刺激性食物，特别是酸辣食物，张口受限，属于癌前病损。据统计高达80%的口腔癌患者与长期嗜好烟酒、槟榔有关。为了防止患上口腔癌不仅不要吸烟、喝烈性酒，还要注意饮食，少吃肉类，多吃新鲜水果、新鲜蔬菜、鱼类和豆制品，千万牢记槟榔味好够劲，但后患无穷。

（3）抽烟增加牙周炎患病率：日本牙科医学会完成的一份报告说，抽烟会增加患牙周病的危险，并大大影响牙病治疗效果，并且使牙周病容易复发。抽烟导致牙齿着色影响美观口腔异味的同时，更严重的是导致牙龈萎缩牙根外露、牙龈黏膜变性引起牙周病甚至癌症。从而使生活水平和生活质量下降。

（4）儿童吮指习惯导致错颌畸形：大约有75%的婴儿在出生3个月后就开始有吮指动作，这个动作一般在2岁以后逐渐自行消失。

如果这个习惯动作不消失而持续到 3 岁以后，就成为不良习惯，导致错颌畸形。儿童有吮指习惯时，手指含在上下齿之间，牙齿受压而形成的小开颌畸形，门牙前突，开唇露齿；拇指压在腭盖上还可以造成盖凹陷，防碍鼻腔向下发育。有长期吮指习惯的儿童，常有手指弯曲畸形。3 岁以后有吮指习惯的儿童，错颌多发生在牙弓的前段，而且是暂时的，只要消除吮指习惯，畸形就会自动消失，纠正吮指的不良习惯的方法很多，如培养儿童做正确游戏，转移其注意力；在儿童手指上涂上不良味道的无毒食品或以纱布将其手指包裹，使其不愿再放入口中或者做纠正吮指习惯的矫正器，挡住手指，使它不能伸进口里。

四种常见口腔疾病的防治误区

（1）乳牙龋齿不用补：在现实生活中，常见周围的人看到自己孩子的牙齿出现了许多牙洞，无论痛与不痛，都不带孩子去医院治疗。他们认为：乳牙总是要换的，坏了不要紧。再说孩子的牙齿不痛，如果到医院补牙，反而会引起不必要的痛和恐惧。这些想法不但错误，而且可能造成终生遗憾。乳牙从两岁长齐到 12 岁被恒牙完全替换需 10 年左右，单从时间上看，我们可以得一个基本结论，那就是乳牙坏了一定要治。龋洞小而浅时补一次即可，不然龋洞就会由小变大，由浅变深继而侵犯牙神经，疼痛难忍使孩子吃不下饭，睡不好觉直接影响孩子的身心健康和学习。此外未治疗的龋病可能继续发展甚至合并局部感染引起面部肿胀发热淋巴结肿大产生不良后果。有时孩子龋病严重如只剩下牙根还可以反复红肿发炎，这样只能把坏牙拔掉。乳牙过早缺失其一影响恒牙的正常发育，其二邻牙就会向缺失牙的间隙歪斜，影响恒牙萌出形成牙颌畸形。另外，孩子的牙齿有洞或者疼痛他就会采用单侧咀嚼，时间长了就会影响孩子的颌骨发育，甚至导致两侧脸形不对称影响孩子的面部美观。

（2）矫牙要到新牙换完后进行：有很多家长甚至个别医生都认为小孩矫正牙要等到新牙换完后进行，这种观念有时候会给孩子带来终身遗憾。有一些牙颌畸形需要在早期进行（3～5岁），如"地包天"、咬唇、允指等不良习惯，如果错过了这一黄金时间孩子就会留下面部永久畸形。儿童一般的牙颌畸形在6岁已经开始，到正畸医生处作咨询，检查为宜。因为此时可以早期定期观察儿童恒牙萌出过程，及时发现解决问题。

（3）洁牙会伤害牙质：有相当一部分人总认为洁牙有利口腔健康减少口腔异味，但又担心会伤害牙齿表面的牙釉质。会使牙面更粗糙更易着色。其实是一种想当然。现在最常用的器械是超声波洁牙机，它是利用把超声波转化为机械振动的原理，振掉附着在牙齿表面的"结石"和色斑。不是靠高速牙科机的机械打磨，在正规的操作下对牙齿无损伤。同时高效而又省时省力，但由于食物和饮料中都含有很多杂质，所以需要每半年左右洁一次牙。

（4）拔一颗牙会引起其他牙松动：常有一些人，认为拔一颗牙后会损坏整个牙床，导致其他健康牙齿慢慢松动，牙齿会一颗接一颗脱落。真是这样吗？当然不是！牙齿相互依靠排列在牙床上，形状就像一道栅栏，牙床也就是医学术语所说的牙槽骨。这个形状容易让人联想到整个牙根部是连接在一起的，但实际上每个牙齿都是一个独立的结构，从牙齿外观上看，由牙冠和牙根两大部分组成。牙冠显露于口腔内，是发挥咀嚼功能的主要部分。牙根是牙齿的支持部分，通过牙周膜与牙槽骨相连。拔除牙齿是使这个牙的牙周膜断裂与齿槽骨分开，而其他牙齿是不会受到伤害松动的。所以一颗牙齿拔除后，其他牙齿不会跟着一起松动。

有时侯会出现缺牙区两边的牙齿往缺牙区倾倒的现象，这是因为牙列中一颗牙齿确失后，缺隙两侧的牙齿失去了依靠和约束，由于咀嚼运动的多向性，对颌牙齿的咀嚼压力并不是完全与牙床垂直，而是在牙列方向上有一些前后方向的分力，所以缺牙区两侧的牙齿就会在咀嚼力量的推动下向缺牙区倾斜。同样的道理，缺牙区的对颌牙齿也会因为没有垂直向的压力而伸长。所以具有咀嚼功能的牙齿拔除后应尽快镶牙进行修复。"智齿"拔除后或者最后面一个牙齿拔除后，由于牙齿排列和咀嚼方向的关系，不会引起其他牙的松动及向后倾到。

切莫以为牙齿松动只是老年人的专利

在我们的意识里，人进入老年后，身体各项器官也开始衰老，这是正常的生理现象。所以，我们把老年人的牙齿松动、脱落归结为衰老的一种标志，这是不对的。只有在病理状态下才可出现牙齿松动，不单是老年人，其他年龄的人也可能牙齿松动。

首先应当明白在正常的生理状态下，牙齿也有一定水平方向的动度，不超过 0.02mm，轴向动度极其微小。牙齿的生理动度一般不易被察觉。

只有在炎症、创伤、牙周支持组织结构破坏时，牙齿动度超过生理范围，才出现临床的牙齿松动。牙槽嵴的吸收使牙周支持组织减少，这是牙齿松动的主要原因。

当牙槽骨被吸收达根长的 1/2 以上时，冠根比例失调，牙齿松动。有牙合创伤时，如夜磨牙、紧咬牙、早接触、牙尖干扰、过高修复体、正畸加力过大、急性外伤等，可使牙槽骨垂直吸收，牙周韧带间隙呈楔形增宽，牙齿松动；当过大的牙合力消除后，牙槽骨可以自行修复，牙齿的松动度也随之恢复正常；在急性根尖周炎或牙周脓肿等情况下，可使牙齿松动，当炎症消退后牙齿松动度可恢复。

牙周翻瓣手术后，牙齿有暂时的松动，一般在术后数周即可恢复。妊娠期、月经期及长期口服避孕药的妇女，由于雌激素水平变化，可出现牙齿松动。此外，在生理性或病理性的牙根吸收时，如乳牙替换、囊肿或肿瘤压迫等，也可能出现牙齿松动。

牙齿松动度的衡量，是用牙科器械柄抵住或夹持牙齿，做颊（唇）、舌（腭）面的，近远中的，上下的双向推动或摇动。记录分为三级：1级（Ⅰ度）微大于生理动度，相当于1mm以内，2级（Ⅱ度）从正常位置向任何方向摇动，动度相当于1～2mm；3级（Ⅲ度）从正常位置向任何方向摇动，动度大于2mm，或出现垂直向松动。

牙周炎会对人体产生哪些危害

（1）糖尿病患易患牙周炎：糖尿病患者中牙周炎的发生率和严重程度均高于非糖尿患者群。尤其是血糖控制不佳的糖尿病患者，患牙周炎的危险性比无糖尿病者高2.8～3.4倍。

如果对牙周炎患者施以彻底有效的牙周治疗，可改善Ⅱ型糖尿病患者的病情，使其胰岛素用量减少；血糖控制后，牙周炎的情况也会有所好转。

（2）诱发心脏病和脑中风：患牙周炎时，导致牙周局部慢性感染的细菌及其毒性产物可进入血流中。这些细菌和毒性产物会增加和加重动脉硬化和血栓形成过程，使牙周炎成为感染性心内膜炎、冠心病、心肌梗死和脑中风发生的危险因子。有资料显示：牙周炎患者因冠心病死亡或入院的发生率比无牙周炎者高25%，心肌梗死发生的危险比无牙周炎者高2～3倍；10%～30%感染性心内膜炎和25%脑中风与牙源性感染有关。

（3）病菌直接进入呼吸道：牙周炎患者牙周致病菌可直接进入呼吸道和消化道，使一些全身抵抗力低的人群成为"易感者"，是"易感者"患肺炎、慢性胃炎和胃溃疡的危险因子。

（4）牙周病对孕妇的影响甚至超过了吸烟和喝酒：一家口腔医院的一项最新研究表明，牙周病对孕妇的影响甚至超过了吸烟和喝酒，患病孕妇的早产率是正常孕妇的7.5倍。

大多数妊娠期的妇女患龋齿、牙龈炎、牙结石和牙渍等口腔疾病。许多妊娠期的妇女都知道吸烟、喝酒对胎儿的危害，却对牙周炎、牙本质过敏和智齿冠周炎等口腔疾病对胎儿的影响知之甚少。

专家说现在已经证明，孕妇患牙周病可能引起早产，牙周病如同吸烟、喝酒一样影响胎儿的发育，患重症牙周炎的孕妇早产和出生低体重儿的危险率为牙周正常孕妇的7.5倍，这已经大于抽烟和喝酒对胎儿的影响了。

专家说，在怀孕4～6个月期间，只能进行补牙、洗牙等简单的口腔治疗，在怀孕前三个月进行口腔治疗容易引起流产，而后三个月则可能引起胎儿早产。

牙龈出血的原因

牙龈出血的原因很多，是口腔疾病的常见症状之一。一般分为局部性和全身性两种：局部原因引起的牙龈出血，常见的是患牙龈炎和牙周炎患者。这些患者由于不经常刷牙，或由于刷牙的方法不正确，在牙龈边缘的地方产生牙石。牙石是一种坚硬的石灰样物质，对牙龈有刺激作用，能引起牙龈发炎、肿胀、充血，轻者在刷牙、吮吸、咬硬物或剔牙时出血，重者在轻微刺激或没刺激时也会出血。如发炎、高热致牙龈组织的血管结构发生改变，也会造成出血。口腔疾病所致的牙龈出血，多见于牙龈炎和牙周炎。此外，假牙不合适，食物嵌塞、牙周损伤等，都可造成牙龈出血。有的会在牙刷上留下出血的痕迹。人们遇到这种情况，不用担心，因为这类出血，在刷牙完毕后，很快就会停止。另外，如龋已毁坏牙冠（医学上叫残冠），残冠表面有锋利的牙釉质组织，像小刀一样刺割着牙龈而引起牙龈出血；有些人因吃东西不慎，把骨头刺入牙龈里，也能造成牙龈出血，但这种出血只发生在个别牙齿的牙龈上，拔除残冠、去掉骨刺后，出血就会停止；有些人因使用牙签不当，剔伤牙龈而出血，这种出血，只要停止剔牙或改正命名用牙签的方法，出血也会很快停止。

有一部分牙龈出血是由于全身性疾病所引起的，这类牙龈出血往往是全身疾病的临床症状之一，它对全身疾病的诊断有一定的帮助，治疗也要特别小心。

坏血病是由于缺乏抗坏血酸（也称维生素C）所致的生身性出血性疾病，而牙龈出血是该病的一个突出症状。患坏血病的患者口腔牙龈呈暗红色肿胀，肿胀的牙龈有时可遮盖牙冠。随着人民生活不断提高，在我国坏血病已十分罕见。

值得注意的是，各种血液系统的疾病也可出现牙龈出血的症状，如白血病、血友病、血小板减少性紫癜、再生障碍性贫血等，常表现为牙龈出血或拔牙后出血不止，用一般的止血方法不易止住。遇到这种情况，一定要请内科医生详细检查，找出引起出血的原因，对症况下药。多年来，我们还发现有些患白血病的患者，因牙龈出血不止首先来口腔科就诊的，对这些患者也应该引起口腔科医生的高度警惕。

肝硬化、脾功能亢进、肾炎后期，某些热必疾病等，也可发生牙龈出血。

牙龈出血常伴有口臭，有碍患者工作社交活动，有的会给患者带来精神负担。造成牙龈出血的病因很多。养成良好的口腔卫生习惯，可以预防牙龈炎、牙周炎的发生。坚持早晚刷牙，饭后漱口，清除污物和食物残渣，可防止牙垢和牙结石的形成。定期到医院进行牙周洁治（洗牙）是最好的牙齿保健方法。

牙周炎的分类

1. 慢性牙周炎　是最常见的一类牙周炎，约占牙周炎患者的95%。

临床症状：早期表现为牙龈的慢性炎症。晚期牙周附着丧失和牙槽骨吸收发展到一定程度，在多根牙可累及根分叉区，并出现牙松动、病理性意味，甚至发生急性行牙周脓肿，患者常于此晚期才就诊。牙周炎一般同时侵犯口腔内多个牙，且有一定的对称性。

治疗原则：（1）清除局部致病因素：①控制菌斑；②彻底清

除牙石、整平根面；③牙周袋及根面的局部药物治疗。（2）牙周手术。（3）建立平衡的颌关系。（4）全身治疗。（5）拔除患牙。（6）维护期的牙周支持疗法。

2.局限性侵袭性牙周炎

病因：（1）微生物：伴放线放线杆菌是侵袭性牙周炎的主要致病菌。（2）全身背景。

病理：局限型侵袭性牙周炎的组织学变化与慢性牙周炎无明显区别，均已慢性炎症为主。电镜观察到袋壁上皮、牙龈结缔组织甚至牙槽骨的表面可有细菌入侵，主要为革兰阴性菌及螺旋体。

临床特点：（1）可始于青春期前后，女性多丁男性。（2）口腔卫生情况。（3）好发牙位：第一磨牙和上下切牙，多左右对称。（4）X线所见第一磨牙的邻面有垂直型骨吸收，在切牙去多为水平型吸收。（5）病程进展快，4～5年内牙周附着破坏可达50%～70%，患者常在20岁左右即已须拔牙或牙自行脱落。（6）早期出现牙齿松动和移位。（7）家族聚集性。

3.广泛性侵袭性牙周炎。

4.广泛的邻面附着丧失，侵犯第一磨牙和切牙移位的牙数在三颗以上。

临床特点：（1）通常发生于30岁以下，但也可见于年龄更大者。

（2）广泛的邻面附着丧失，累及除切牙和第一磨牙以外的恒牙至少三颗。（3）有严重而快速的附着丧失和牙槽骨破坏，呈明显的阵发性。（4）在活动期，牙龈有明显的炎症，呈鲜红色。（5）菌斑牙石的沉积量因人而异，多数患者有大量的菌斑和牙石。（6）部分患者具有中性粒细胞及（或）单核细胞的功能缺陷。（7）患者有时伴有全身症状。（8）一般患者对常规治疗如刮治和全身药物治疗有明显疗效。

治疗原则：（1）早期治疗、防止复发：基础资料、定期复诊、必要时翻瓣手术。（2）抗菌药物的应用：甲硝唑＋阿莫西林3～4天。（3）调整机体防御能力。（4）牙移位的矫正治疗。（5）疗效维护。

何谓复合性牙周炎

复合性牙周炎指单纯性成人牙周炎伴有较明显的牙合创伤者，牙合创伤可以是原发的，也可以是继发的。单纯的牙合创伤不会引起牙周组织炎症及形成牙周袋，但当牙周炎伴有牙合创伤时，可加速和加重牙周组织的破坏，因此感染是复合性牙周炎的主要病因，牙颌创伤是辅加因素。复合性牙周炎的主要临床表现与单纯性牙周炎相同，如形成牙周袋、牙槽骨吸收、牙龈炎性肿胀及出血、牙齿逐渐松动等。但由于本病合并有较明显的牙颌创伤，使牙周炎较为严重，因而具有一些其他特征：牙周袋窄而深，且较局限；牙槽骨的吸收多种多样，但主要为垂直吸收；牙齿松动度超过牙槽骨吸收的程度；牙龈不对称的退缩，出现龈裂、缘突，龈裂长度不等，可长达 5 ~ 6mm，多见于前牙唇侧，缘突为龈缘的环形增厚，如救生圈状围绕牙颈部；可有孤立的后牙根分叉区病变；牙齿由于磨耗不均匀，可在牙尖或牙合面出现磨耗小平面；无龋的牙齿可出现牙牙合病变、根尖周炎。另外，本病还可出现牙齿隐裂、牙根吸收等症状，并多伴有磨牙症、紧咬牙、颞下颌关节紊乱等。

青少年牙周病有何临床特点

青少年牙周炎主要发生于青春期至 25 岁的年轻人，过去被称为牙周变性。在 11 ~ 13 岁开始发病，女性发病比男性偏早。由于早期症状轻微，常被患者忽视，就诊时常已 20 岁左右。患者家族中常有多人患此病，患者的同胞有 50% 的患病机会。可分局限型和弥漫型。

局限型青少年牙周炎，其典型的好发部位为上下切牙和第一恒磨牙，而尖牙和双尖牙区很少受累。全口患牙不超过 14 个，包括上下 8 个切牙，4 个第一恒磨牙，外加任何 2 个牙位，患牙多为左右对称。弥漫型青少年牙周炎可以侵犯全口牙齿。一般乳牙不受侵犯。

本病发展很快，牙周破坏速度比成人型快 3 ～ 4 倍，4 ～ 5 年内牙周附着丧失 50% ～ 70%，患者 20 岁左右即需拔牙或牙齿自行脱落。在早期就可出现牙齿松动和移动，切牙向唇侧及远中移位，出现牙间隙，呈扇形排列，上切牙多见，后牙可出现不同程度的食物嵌塞。早期患者的菌斑、牙石很少，牙龈炎症轻微，但有深牙周袋形成，袋底部位可有龈下菌斑，袋壁有炎症，探诊易出血，晚期可发生牙周脓肿。X 线片示：第一恒磨牙的近远中均有垂直吸收，形成典型的"弧形吸收"，切牙区多为水平型骨吸收，牙周膜间隙增宽，硬骨板模糊不清，骨小梁可疏松变细。

特别强调早期彻底治疗。并加强维护期的复查和治疗，应每 2 ～ 3 个月复查一次，至少持续 2 ～ 3 年。本病的基本治疗方法同成人牙周炎，即采用洁治，彻底清除牙石、刮治、根面平整、牙周手术等治疗方法。在炎症得到控制，牙周袋变浅后，可用正畸方法将移位的前牙复位排齐，整个正畸过程中要加强菌斑和炎症的控制，加力宜缓慢持久。在局部治疗的同时，患者宜服用抗生素，如四环素等，让患者服用以六味地黄丸为基础的固齿丸数月，可明显减少复发率。另外，服用牙周宁数月也有一定疗效。青少年牙周炎患者如第一恒磨牙破坏严重，可拔除第一磨牙，然后把第三磨牙移植入第一磨牙的牙槽窝内，发挥其功能。

何谓快速进展性牙周炎

快速进展性牙周炎发病年龄范围较宽，大致在青春期至 35 岁之间。部分患者有青少年牙周炎病史。牙周损坏弥漫型，可累及大多数牙齿。在病变活动期，牙龈发生急性炎症，龈缘区出现桑椹样增生，牙槽骨严重而迅速地破坏吸收，牙齿出现松动。在病变静止期，牙龈炎症消失，牙槽骨破坏过程显著减慢或自然停止。患者有时可伴有精神抑郁、体重减轻、全身不适等全身症状。在各病例之间牙齿菌斑的沉积量相差悬殊，多数患者有嗜中性粒细胞及单核细胞的功能缺陷。

一般情况下，患者对治疗有明显的疗效，但也有少数患者经任何治疗都效果不佳，病情继续迅速加重，直至牙齿丧失。为治疗本病，首先应对患者进行彻底的局部治疗，使牙周组织破坏的进程停止，促使病变转入静止期。局部治疗包括：牙周洁治、根面平整、牙周手术等。同时应对患者进行抗菌治疗，可嘱患者口服甲硝唑或螺旋霉素、红霉素、四环素等，连服 1 ~ 2 周。在深牙周袋内放置碘甘油等抗菌药液，也有一定疗效。也应加强支持治疗，如口服维生素 C，内服有补肾固齿作用的中药固齿丸。牙周宁是一种植物油不皂化物制剂，每次 6 片，每日 3 次，连服 3 ~ 6 个月。

青春期前不会发生牙周炎吗

儿童不发生牙周炎是多年来的一个共识，但 1983 年 Page 等报道了 5 例发生于乳牙的牙周炎，提出青春前期牙周炎的命名并将其作为一种独立的疾病。青春前期牙周炎病因不明，发病于乳牙萌出期，年龄可早至 4 岁左右或更早。可分为局限型和弥漫型两型。

局限型青春前期牙周炎仅侵犯少数乳牙，部位不定。牙龈炎症较轻，或为中等程度，但可有深牙周袋。牙槽骨破坏的速度比弥漫型缓慢，不伴有中耳炎或其他感染，此型对治疗反应尚佳。

弥漫型青春前期牙周炎可波及全口乳牙；恒牙可以受累，也可不受影响，牙龈有明显的重度炎症，并有牙龈增殖和龈缘退缩或龈裂，牙槽骨破坏的速度很快，致使牙齿很快松动，甚至自动脱落。患者周缘血的中性粒细胞和单核细胞的功能低下。患儿常伴有中耳炎及皮肤、上呼吸道反复感染。此型对抗生素治疗反应欠佳。

治疗青春前期牙周炎原则为消炎治疗。要求 4 岁左右的儿童做到严格控制菌斑的发生很困难，但这又很重要，应让家长协助督促患儿坚持用软毛牙刷仔细刷牙，并让患儿用洗必泰等抗菌药液含漱或牙周冲洗。对局限型青春前期牙周炎患者，可在全身应用抗生素如青霉素的情况下，进行洁治及龈下刮治术，有可能阻止病程继续进展，应长期随访弥漫型病例预后很差，病情不易控制。即使在治疗情况下，牙龈也往往继续退缩，牙槽骨依然迅速吸收。

哪些全身疾病会伴有严重而迅速的牙周组织病

有些全身性疾病会伴有严重而迅速的牙周组织破坏。如唐氏综合征、糖尿病型牙周炎等。

唐氏综合征又名先天愚型，本病有家族性，是一种由染色体异常所引起的先天性疾病。患者智力低下，发育迟缓，面部扁平、眶距增宽，鼻梁低宽，颈部短粗，常伴有上颌骨发育不良。1/2 的患者有先天性心脏病，15% 的患儿于 1 岁前夭折。几乎所有的患者都患有严重的牙周炎，牙周破坏程度远远超过菌斑、牙石等局部刺激的程度。患儿萌牙较晚，牙间隙较大，有明显的错𬌗畸形，全口牙齿均有深牙周袋，尤以下颌前牙为重。可出现牙龈退缩，有的伴有坏死性龈炎。

目前人们普遍认为糖尿病型牙周炎是由于糖尿病降低了机体对牙周局部刺激因子的抵抗力所引起的。患者牙周炎较为严重，牙槽骨吸收迅速，经常出现牙周脓肿，病损以切牙和第一磨牙处较重，组织愈合非常缓慢。随年龄增长，病变可扩展到其他牙齿。对于未被控制的糖尿病患者，不可进行复杂的牙周治疗。急性牙周感染需要切开引流时，应给予抗生素，并只作应急处理。只有在内科医生的合作下才能进行牙周病的复杂治疗。

牙周–牙髓联合病变是如何发生的

在牙周炎的伴发病变中，牙周 – 牙髓联合病变是较常见的。由于牙周组织与牙髓组织通过侧支根管、牙本质小管和根尖孔互相沟通。因此，感染和病变可互相影响和扩散，导致联合病变的发生。

临床可见由牙髓病引起的牙周病变。死髓牙的细菌产物可通过根尖孔或侧支根管引起根尖周病变或根分叉病变。较常见的是急性发作的根尖周感染形成脓肿时，脓液可沿牙周膜间隙向龈沟（袋）排脓，也可由根尖周组织，首先穿通牙槽骨到达骨膜下，再沿骨膜向龈沟（袋）排脓，短期内形成深牙周袋。若患牙得到及时有效的牙髓治疗，除去感染源，牙周袋很快能够愈合。若反复发作，牙周病变形成，表现为深牙周袋、溢脓、牙槽骨吸收、牙齿松动，X 线片示根尖区阴影与牙槽骨的吸收相连通，呈典型的"烧瓶形"。牙髓治疗中或治疗后，如有根管壁侧穿、髓室或根管内封入烈性药（如砷制剂、戊二醛、塑化液、干髓剂等），均可通过根分叉区或根侧壁的侧支根管伤及牙周组织。当根管治疗后，若发生牙根纵裂，可伴发局限的深牙周袋和牙槽骨吸收，形成牙周脓肿。由牙髓病引起的牙周病变均局限于个别牙，邻牙的牙周基本正常或病变轻微，牙髓无活力或活力异常。

临床还可见由牙周病变引起的牙髓病变。最常见的是逆行性牙髓炎。牙周袋内的细菌、毒素通过根尖孔或侧支根管进入牙髓，根尖区的牙髓首先充血、发炎，久而久之慢性牙髓炎可急性发作，患牙有深达根尖区的牙周袋，严重的牙龈萎缩，牙齿松动达Ⅱ度以上。长期存在的牙周病变，袋内的细菌、毒素形成慢性、严重而持久的刺激，也可引起牙髓的炎症、变性、钙化，甚至坏死。牙周治疗对牙髓也有一定的影响，根面刮治和平整时，牙本质暴露而引起牙齿的敏感和牙髓的反应；牙周袋内或根面用药也可能通过侧支根管或牙本质小管刺激牙髓。

同一个牙齿既有牙周病变，又有牙髓病变，当病变发展到严重阶段时，二者会互相融合，互相影响。

第 2 章

发病信号

**疾病总会露马脚，练就慧眼
早明了**

慢性牙周炎的分型和分度

慢性牙周炎根据附着丧失和骨吸收的范围及其严重程度可进一步分型。

轻度：牙龈有炎症和探诊出血，牙周袋深度 ≤ 4mm，X 线片显示牙槽骨吸收不超过根长的 1/3。可有口臭。

中度：牙龈有炎症和探诊出血，也可有脓。牙周袋深度 ≤ 6mm，X 线片显示牙槽骨吸收超过根长的 1/3，但不超过根长的 1/2。牙齿可能有轻度松动。

重度：炎症较明显或发生牙周脓肿。牙周袋 >6mm，X 线片显示牙槽骨吸收超过根长的 1/2，牙多有松动。

牙周炎的七大标志症状

牙周炎首先是牙龈红肿、出血，这是患者主观上能够感觉到和观察到的，但是很多患者却因为这些症状没有疼痛感误认为对健康无害而忽略。导致发现牙周病的存在时病情已经较为严重，一旦急性发作，患者会出现发热、面部肿胀等症状，痛苦不堪，后果严重。

牙周炎的七大标志症状具体如下：

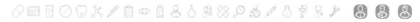

（1）刷牙出血：刷牙出血是牙龈存在炎症的最早也是最好发现的症状。不论这种出血是间歇性的还是连续性的，是大量的还是少许的，是自发性的还是刷牙吃东西刺激性的，都代表着您的牙龈状况很不好，至少是患有牙龈炎症的，至于是否已累及骨头，就需要牙周医生的专业检查以便早治疗早控制。

当然，有些牙周病患者的刷牙出血情况并不明显，比如长期吸烟的朋友，牙龈的颜色会比较苍白，质地也比较韧，出血倾向不明显。还有就是平时刷牙不太认真的患者，只刷咬东西的牙面从而对牙龈根本没有刺激。长期的科学研究已经表明，吸烟与牙周炎的关系甚为密切，它会促进炎症的发展，所以常规的牙周检查是预防和早治疗的关键。

（2）持续性口臭：口臭是常见的口腔疾病，引起口臭的原因有很多，牙周炎是一个重要的原因。牙周炎会引起牙龈出血，组织发炎，致病菌产生的代谢产物都会造成口臭。

（3）牙龈肿痛：有个别位置的牙龈因为急性的炎症导致脓肿的产生，也会出现牙龈肿痛的症状。当患者前来就诊的时候，叙述牙龈上有个"大包"，也许是才起的，也许是反复肿的。这就是牙周炎症导致的"牙周脓肿"，它往往代表了下面局部的骨头有快而大量的破坏，所以一定要早处理。

（4）牙龈发胀、痒或不适：牙周病会导致牙龈肿胀，而一般情况下这种肿胀和破坏是不会产生疼痛的，所以我们叫它"沉默的杀手"。但是，有些患者会感觉牙龈的某个部位有胀痒感或不适感，甚至用牙签或用手指去触碰会有舒适感，这就代表您需要专业的牙周检查和治疗了。

（5）感觉牙缝越来越大：牙周病会引起牙龈和下方牙槽骨的退缩，引起牙间本应由牙龈和牙槽骨占据的空间暴露出来，使患者感觉牙缝越来越大。

（6）牙齿松动甚至脱落：牙齿的松动就是炎症严重到一定程度的表征，有些松动在治疗过后是可以缓解的，而有些则可能效果不明显，这样的牙齿在嚼东西时或多或少都会影响您的生活质量。当您发现有个别牙齿甚至自行脱落时，一定要即使来进行牙周检查，口内其他牙的寿命就在您的一念之间。

（7）牙齿尤其是上下前牙的移位：有时牙齿的松动可能不很明显，但很多患者发觉自己的上或下前牙在一段时间内慢慢发生了位置的改变。比如门牙的中缝儿变大了，比如一个门牙发生了扭转，比如门牙往外龇出来了，再比如下前牙出现了散在的缝隙等，这些都是牙周炎的症状。

牙周脓肿

牙周肿胀是牙周炎发展到晚期，出现深牙周袋后的一个比较常见的伴发症状。

发病因素：

（1）深牙周袋内壁的化脓性炎症向深度结缔组织扩展而脓液不能向袋内排除时即形成袋壁软组织内的肿瘤。

（2）迂回曲折、涉及多个牙面的复杂型深牙周袋，脓性渗出物不能顺利引流，特别是累及根分叉区时。

（3）洁治或刮治时，动作粗暴，将牙石碎片推入牙周袋深部组织。

（4）深牙周袋的刮治术不彻底

（5）牙周炎的患牙遭受创伤时，有时可引起牙周脓肿。

（6）机体抵抗力下降或有严重全身疾患。

牙周脓肿与牙槽脓肿的鉴别

症状与体征	牙周脓肿	牙槽脓肿
感染来源	牙周袋	牙髓病或根尖周病变
牙周袋	有	一般无
牙体情况	一般无龋	有龋齿或非龋性疾病，或修复体
牙髓活力	有	无

续表

症状与体征	牙周脓肿	牙槽脓肿
脓肿部位	局限于牙周袋壁，较近龈缘	范围较弥漫，中心位于龈颊沟附近
疼痛程度	相对较轻	较重
牙松动度	松动明显，消肿后仍松动	松动较轻，但也可十分松动。治愈后牙齿恢复稳固
叩痛	相对较轻	很重
X线相	牙槽骨嵴有破坏，可有骨下袋	根尖周可有骨质破坏，也可无
病程	相对较短，一般3～4天可自溃	相对较长，脓液从根尖周向黏膜排出需5～6天

治疗原则：①初期：刮除大块牙石、菌斑、牙周袋内冲洗、口服抗生素；②晚期，有明显波动感，切开排脓，刮除大块牙石，冲洗脓腔，口服抗生素。

牙周炎要做哪些检查

单纯性牙周炎亦称边缘性牙周炎。是牙周组织的慢性炎症，由慢性龈炎发展而来。单纯性牙周炎在病因上，基本上与单纯性龈炎相类似。但病损的范围和程度更甚。

1.病史 35～44岁为高发期，年龄越大，发病率越高，病情也越重。既往有牙龈炎史，进程缓慢，可长达十余年或数十年。

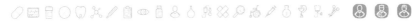

2. 牙龈色泽、形态与龈炎相似，附着龈水肿，点彩消失。

3. 探查时可见牙周附着丧失，形成牙周袋，牙齿有不同程度的松动，严重时形成牙周脓肿。

4. 局部可有菌斑、牙石、食物嵌塞或不良修复体等因素存在。

5. 可用牙周指数（P1）、牙周病指数（PD1）等确定牙周组织的破坏程度。

6. X线片可见牙槽骨呈不同程度的吸收。严重时出现牙齿松动和咬合关系紊乱。

7. 同时存在咬合创伤因素时称复合性牙周炎检查可见早接触、错合、前伸或侧合运动的合干扰、过度磨损等现象。

8. 牙龈充血、肿胀，质地松软，探诊易出血，患者可主诉刷牙或咬硬物时易出血，出血可自动停止，无自发出血。

9. 口臭及口腔异味感。

10. 重度牙周炎可伴有逆行性牙髓炎症状。

慢性牙周炎的伴发症状

慢性牙周炎患者除有上述特征外，晚期常可出现其他伴发症状。

（1）由于牙松动、移位和牙龈退缩，造成食物嵌塞。

（2）由于牙周支持组织减少，造成继发性咬合创伤。

（3）牙龈退缩使牙根暴露，对温度敏感，并容易发生根面龋，在前牙还会影响美观。

（4）深牙周袋内脓液引流不畅时，或身体抵抗力降低时，可发生急性牙周脓肿。

（5）深牙周袋接近牙根尖时，可引起逆行性牙髓炎。

（6）牙周袋溢脓和牙间隙内食物嵌塞，可引起口臭。

慢性牙周炎的临床表现

本病一般侵犯全口多数牙齿，也有少数患者仅发生于一组牙（如前牙）或少数牙。发病有一定的牙位特异性，磨牙和下前牙以及邻接面由于菌斑牙石易堆积，故较易患病。

1.临床表征

（1）牙周袋 >3mm，并有炎症，多有牙龈出血。

（2）临床附着丧失。

（3）牙周袋探诊后有出血。

（4）晚期牙松动或移位。

（5）伴发病变：根分叉病变；牙周脓肿；牙龈退缩、牙根敏感、根面龋；食物嵌塞；逆行性牙髓炎；继发性咬合创伤；口臭。

2.牙龈的炎症　牙周袋处的牙龈呈现不同程度的慢性炎症，颜色暗红或鲜红，质地松软，点彩消失，边缘圆钝且不与牙面贴附。有些患者由于长期的慢性炎症，使牙龈有部分纤维性增生、变厚，表面炎症不明显，但牙周探针后，袋内壁有出血，也可有脓。牙周袋探诊深度超过 3mm，且有附着丧失。如有牙龈退缩，则探诊深度可能在正常范围，但可见釉牙骨质界已暴露，因此附着丧失能更准确地反映牙周支持组织的破坏。

牙周袋的炎症、附着丧失和牙槽骨吸收在牙周炎的早起即已出现，但因程度较轻，一般无明显不适，临床主要的症状为刷牙或进食时出血，或口内有异味，但通常不引起患者的重视，及至形成深牙周袋后，出现牙松动、咀嚼无力或疼痛，甚至发生急性牙周脓肿等才去就诊，此时多为晚期。

3.牙松动　在生理状态下牙有一定的动度，主要是水平方向，也有极微小的轴向动度，均不超过 0.02mm，临床上不易察觉。在病理情况下牙松动超过生理范围，这是牙周炎晚期的主要临床表现之一，引起牙松动的原因如下：

（1）牙槽骨吸收：牙槽骨的吸收使牙周支持组织减少，是牙松动最主要的原因。由于慢性牙周炎病程进展缓慢，早期牙并不松动。一般在牙槽骨吸收达根长的 1/2 以上时，特别是牙齿各个面的牙槽骨均有吸收时，临床冠根比例失调，使牙松动度逐渐增大。单根牙比多根牙容易松动，牙根短小或呈锥形者比粗而长的牙齿容易松动。

（2）咬合创伤：有咬合创伤时可使牙槽骨发生垂直吸收，牙周膜间隙增宽，牙齿松动，但单纯的咬合创伤并不会引起牙周袋的形成。当过大的咬合力消除后，牙槽骨可以自行修复，牙齿动度恢复正常。当患有牙周炎的牙齿同时伴有咬合创伤时，可以使动度明显加重。常见的引起咬合创伤的原因有夜磨牙、紧咬牙、早接触及牙尖干扰、过高的修复体及正畸加力过大等。急性外伤也可使牙松动，甚至脱臼。

（3）牙周膜的急性炎症：如急性根尖周炎或牙周脓肿等可使牙明显松动，这是由于牙周膜充血水肿及渗出所致。急性炎症消退后牙齿可恢复到原来的程度。

（4）牙周翻瓣手术后：由于手术的创伤及部分骨质的去除，以及组织水肿，牙齿有暂时性动度增加。一般在术后数周牙齿即能逐渐恢复稳固。

（5）女性激素水平变化：妊娠期、月经期及长期口服激素类避孕药的妇女可有牙齿动度轻度增加。

何谓牙龈退缩

牙龈退缩（Gingival recession）是指牙龈缘向釉牙骨质界的根方退缩，致使牙根暴露，在严重的牙龈退缩处也可生牙槽骨吸收。

1.牙龈退缩原因

（1）刷牙不当：使用过硬的牙刷，牙膏中的摩擦剂颗粒过粗，拉锯式横刷引起，多见于尖牙和前磨牙。

（2）不良修复体：低位卡环，基托边缘压迫龈缘，全冠制作不良。

（3）解剖因素：牙龈唇向错位使唇侧牙槽骨很薄，严重者骨开窗盒骨开裂，受合创伤时骨吸收，牙龈退缩。

（4）正畸力和合力：牙齿受到过度咬合力时或正畸力使牙齿向唇侧移位时，易发生牙龈退缩。

（5）牙周炎治疗后：，牙周炎时牙周袋壁炎症和牙槽骨吸收及附着丧失，经过治疗后，炎症消除或牙周手术切除牙周袋，牙根暴露。

2.牙龈退缩治疗原则

（1）轻度牙龈退缩若无症状，可不处理。

（2）较严重者针对原因治疗，如改变刷牙习惯，改正不良修复体，调整咬合或正畸力。

（3）广泛严重者，难以恢复原有高度，治疗是防止加重的主要方法。

（4）个别或少数前牙牙龈退缩影响美观者，可用侧向转位瓣手术、游离牙龈瓣手术和结缔组织瓣移植手术覆盖根面。

（5）牙槽骨太薄或骨开裂者，可用引导性骨再生手术治疗。

牙周炎为何会殃及胎儿

牙周炎是常见的口腔疾病，我国成年人中发病率可达 50% 以上。女性怀孕后，由于内分泌的原因，易出现牙周发炎，若孕前患有牙周炎，则容易加重原有病情。现代医学研究证明，患有牙周炎的孕妇，其牙周袋内的大量细菌可产生大量的内毒素，这些内毒素会激活体内的淋巴细胞，产生大量的炎性因子。众多的牙周致病菌、内毒素及炎性因子可进入血液循环，播散全身，并有可能通过血流进入胎盘，造成胎儿脑及多个器官组织的损害，影响胎儿的生长发育而引起早产。

动物实验发现，将牙周致病菌接种到怀孕的豚鼠身上，在引起局部感染的同时，豚鼠的生长发育也受到明显抑制。科学家们还从一些早产孕妇的下生殖道及羊水中，分离出了高含量的牙周致病菌，证实了牙周炎与早产之间的关系。此外还发现患有重度牙周炎的孕妇生下低体重早产儿的概率，比起牙周健康的孕妇也要高出许多。

由此可见，对牙周炎不可掉以轻心。为了生个身心皆优的小宝宝，每个育龄妇女都要关注牙周健康，做好口腔保健。比如要掌握好正确的刷牙方法，坚持饭后刷牙，以清除齿缝中的食物残渣，防止形成牙菌斑；定期到医院口腔科检查，最好请医生为你进行治疗；一旦发现牙周疾患，彻底根除以杜绝隐患。

第 3 章

诊断须知

确诊病症下对药，必要检查不可少

龈炎与牙周炎有什么不同

龈炎和牙周炎是牙周疾病的 2 个不同阶段。若感染局限于牙龈，未侵犯深部牙周组织，此时称为龈炎，形成的牙石多构成。釉质盖在牙冠表面，高度钙化，是牙齿中最坚硬的部分，半透明，呈乳白色或近似黄色，这与钙化程度有关，钙化程度越高，釉质越透明，乳牙釉质钙化程度低，故呈乳白色。牙骨质位于牙根表面，正常情况下牙根被牙龈覆盖，肉眼无法看到，只有当牙龈萎缩时，牙根暴露，淡黄色的骨质才显现出来，其硬度与骨骼相似。牙本质是牙齿主体，位于釉质和骨质内层，色淡黄，硬度较釉质低，较骨骼稍高。本质中央是一个外形类似牙体但明显缩小的空腔，称为髓腔，其间容纳疏松柔软的牙髓组织，包括丰富的细胞、血管、神经以及淋巴管，在根尖处通过一个小孔（根尖孔）使牙髓与周围组织相通牙釉质。

口腔疾病自查

如果没有足够的时间去医院检查的话，进行一下简单的自测也很有必要：

（1）轻叩牙齿，或用牙刷帮助观察整口牙是否个个稳固无松动现象。

（2）用舌尖感觉每颗牙齿，检查是否有缺失。

（2）张大嘴，对着镜子看看牙齿是否有龋齿、黑点、牙结石以及色斑色素沉着。还要观察牙齿是否有食物嵌塞。

（3）感觉一下口腔是否无溃疡、无异味。

（5）观察牙龈颜色是否呈正常的粉红色、有无红肿迹象。

（6）吃冷热酸甜等刺激性的食物以及刷牙时，感觉牙齿有无酸、痛、软感，或者出血现象。

（7）感觉日常口腔内唾液分泌是否充足，有无干燥感。

第 4 章

治疗疾病
合理用药很重要，综合治疗效果好

慢性牙周炎的治疗

目标首先应是彻底清除菌斑、牙石等病因刺激物，消除牙龈的炎症，使牙周袋变浅，并争取适当的牙周组织再生，而且要使这些疗效能长期稳定地保持。牙周治疗追求的是长期的功能、舒适和美观，而不仅着眼于治疗期间能保留的牙数。为达到上述目标，需要采取一系列按部就班的综合治疗。由于每位患者的病情不同，同一口腔内各个牙的患病程度、解剖条件、局部刺激因子的多少也各异，因此须针对各个患牙的具体情况，逐个制订相应的治疗计划，而且在治疗过程中根据患者对治疗的反应，及时对治疗计划进行补充和调整。

（1）清除局部致病因素：无论患者属于哪种类型的牙周炎，有无全身疾病，清除牙面上的细菌堆积物——菌斑和牙石，是控制牙周感染的第一步治疗。机械方法清除菌斑是清除菌斑牙石最为有效的方法，是牙周治疗的基础。

龈上牙石的清除称为洁治术，龈下牙石的清除称为龈下刮治术，也称根面平整术，除了刮除龈下牙石外，还须将暴露在牙周袋内含有内毒素的病变牙骨质刮除，使根面光滑平整，以利于牙周支持组织重新附着于根面。

（2）长期控制菌斑：清除了菌斑和牙石只是牙周治疗的第一步，尚不能保证牙周炎的长期疗效，因为菌斑在牙面上时刻不断地形成。因此在治疗前和治疗中，患者必须明确菌斑的危害，能坚持不懈地有效清除菌斑。

（3）全身和局部的药物治疗：慢性牙周炎对洁治和刮治有较好的反应，大多数轻、中度患者在根面平整后，组织能顺利愈合，除非出现急性症状，一般不需使用抗菌药物。对一些炎症严重、肉芽组织增生的深牙周袋，在刮治后可适当地用药物处理袋壁。

（4）手术治疗：基础治疗后 2～3 个月时，应复查疗效，若仍有 5mm 以上的牙周袋，且有些部位的牙石难以彻底清除，探诊仍有出血，则可考虑进行牙周手术，在直视下彻底刮除根面或根分叉处的牙石及不健康的肉芽组织；还可在术中修整牙龈和牙槽骨的外形、植骨或截除严重的患根等，通过手术改正牙周软硬组织的外形，形成一种有利于患者控制菌斑的生理外形。

（5）建立平衡的咬合关系：重症牙周炎患者有松动移位的牙齿，可发生继发性咬合创伤，甚至缺牙。这些都需要咬合治疗来解决，如调磨牙齿消除咬合干扰；如果松牙不再继续加重，且无功能障碍，则不必作特殊处理；若松牙妨碍吃东西，且继续加重，则需加以固定。有些患者还可通过正畸治疗来矫正移位的牙齿。

（6）拔牙：对于有深牙周袋、过于松动的严重患牙，如确已无保留价值者，应尽早拔除，这样可以①消除细菌聚集部位；②有利于邻牙的彻底治疗；③避免牙槽骨继续吸收，以利镶牙或种植牙；④避免反复发作牙周脓肿；⑤避免因患牙松动或疼痛而使该侧不敢咬东西。

（7）消除危险因素：在制订治疗计划时，应针对容易导致牙周炎加重或复发的局部因素或全身性危险因素进行干预和处理，如改正不良修复体、调整咬合、解除食物嵌塞等。对患有某些系统性疾病如糖尿病、心血管疾病等的慢性牙周炎患者，应积极治疗并控制全身病，以利牙周组织愈合。

吸烟者对牙周治疗的反应差，应戒烟。戒烟者经过彻底的牙周治疗后，将出现良好的疗效。

（8）维护期的牙周支持治疗：大多数慢性牙周炎患者在经过恰当的治疗后，炎症消退、病情得到控制，但疗效的长期保持却有赖于患者坚持有效地菌斑控制，以及定期的复查、监测和必要地重复治疗，否则病情将在数周至数月内复发，治疗归于失败。复查的间隔根据病情和患者菌斑控制情况来定，治疗刚结束时应勤复查，对于病情稳定、自我维护意识强的患者，可逐渐延长间隔期。

牙周炎的中医治疗

牙龈出血是牙周病或全身疾病在牙龈组织上出现的一种症状。祖国医学称"牙出血"。

治宜辨证审因，标本兼治，以诊治全身疾病，消除诱因为主，对症治疗，局部止血为辅使病愈血止。

（1）敷药疗法

处方：白砂糖、石膏各 10g

用法：共研细末加冷开水适量调成糊状，涂敷牙龈患处。

疗效：用药 1 次，止血有效率达 100%，且无不良反应。

（2）中成药疗法

药名：二至丸

服法：每服 15g，日 2 次。连服 15 天为 1 个疗程。

疗效：服药 1 ~ 2 疗程，齿衄止，病告愈。

全身使用抗菌药治疗牙周炎的优缺点

全身用药的优点：

（1）药物可达深牙周袋底部及根分叉等器械难以达的部位，有助于清除此处的细菌。

（2）可杀灭侵入牙周袋壁的微生物。

（3）可清除口腔中非牙周袋区的病原微生物。

全身用药的缺点：

（1）全身用药后，到达牙周袋内的药物浓度相对较低。

（2）易诱导耐药菌株产生。

（3）大剂量、长时间使用抗菌药物，易引起菌群失调。

（4）易产生不良反应，如胃肠道反应。

（5）有些患者不易坚持按医嘱服药，影响疗效。

牙周基础治疗

菌斑控制：是治疗和预防牙周病的必须措施，是牙周病基础治疗的重点。若菌斑占有牙面数低于 20% 则菌斑已基本被控制。

菌斑控制的方法：（1）刷牙（是自我清除菌斑的主要手段）；（2）邻面清洁措施：①牙线，②牙签，③牙间隙刷；（3）化学药物，控制菌斑（氯己定）。

牙周炎以局部治疗为主

首先牙周炎是可以预防的，其次牙周炎早期治疗效果好，能使病变停止发展，牙周组织可得到一定程度的修复，因此，人们应该定期进行牙周牙齿检查，进行洁牙，通过洗牙还能及时发现问题，从而做到早诊断与早治疗。甚至较晚期的牙周炎经过系统规范的牙周治疗，效果也是比较理想的。

较严重的牙周炎的治疗是非常繁琐的，无论是早期、中期和晚期的牙周患者的治疗非常关键的治疗第一步都是局部的机械清创治疗，也可以说牙周炎的治疗以局部治疗为主，它是针对病因的治疗所以说是最有效的，首先是除去牙龈上方及龈沟浅部的牙石和大量细菌，然后除去牙周袋内的牙石（即埋在牙龈下面附着在牙根表面的），并刮除牙周袋内和病变牙根表面的大量细菌毒素的病变组织，然后再配合牙周局部药物冲洗和局部上药，经过这些治疗后，牙龈红肿可以消退，牙龈出血和牙周袋溢脓可消失，从而达到牙龈消炎，牙槽骨停止吸收的目的，控制病变发展，保留牙齿。当然局部的治疗还包括了许多的内容，如调整咬合，排齐牙齿，去除不良修复体，充填牙体缺损，修复好缺失的牙齿，拔除不能保留的患牙，固定松动的牙齿等，当然最关键的还包括患者自己使用牙刷、牙线、牙间隙刷和牙签等做好局部清洁。

🔒 食物嵌塞与治疗

在咀嚼过程中，由于各种原因，食物碎块或纤维被咬合压力楔入相邻牙的牙间隙内，称为食物嵌塞。食物嵌塞是导致局部牙周组织炎症和破坏的最常见原因之一。

食物嵌塞给患者在日常生活中带来了极大的痛苦和不便，对牙体及牙周组织的危害性较大可引起局部牙龈肿疼、萎缩、牙槽骨吸收、邻面龋、根面龋和口腔异味等，是导致局部牙周炎症和破坏的常见原因之一，两者可互为因果恶性循环，食物嵌塞除了发生于天然牙之间，还多见于修复体与天然邻牙之间。

食物嵌塞病因主要是相邻牙邻接关系不正常，咬合关系不正常，咬合面形态改变，牙体治疗的不良充填及不良修复体，牙龈及牙周萎缩，不当剔牙习惯等，其临床治疗方法如下。

（1）充填治疗：光固化复合树脂充填患牙的牙体缺损，以消除食物嵌塞。

（2）调磨牙齿：牙边缘嵴锐利、对口牙齿有明显的充填式牙尖、牙伸长、牙错位、牙形态异常等。调磨时遵循"少量多次"的原则，调磨后要进行脱敏处理。

（3）修复治疗：嵌体、全冠或联冠修复。

（4）拔牙：食物嵌塞是由第三磨牙引起，并且其位置不正，或者没有对合牙的第三磨牙没有保留价值可以拔除。

（5）牙周治疗：水平型嵌塞多是因牙龈萎缩，牙间隙暴露，唇颊舌肌在运动时将食物推入牙间隙内而引起。正规的牙周序列治疗是必需的前提，然后通过手术方式，如软组织瓣转移重建牙龈乳头等。

（6）正畸治疗：由于牙列不齐或牙列稀疏而造成的食物嵌塞，这也是牙齿正畸治疗的适应证。

这里特别推荐的治疗方案，就是隐形矫正技术，因为牙齿不需要进行破坏性操作，将牙齿之间的间隙关闭，而且稳定持久，对于前牙的不美观的牙龈"黑三角"间隙，也有很好改善。

各种牙疼的用药

要为牙疼选好药，首先要清楚引起牙疼的原因和疾病的状况。临床上，最容易引起牙疼的疾病有牙髓炎、根尖周炎、冠周炎等。

（1）牙髓炎：部分牙髓炎患者在用冷水刷牙时疼痛明显，而改用温水便觉得没那么痛；还有一些患者在吃饭喝热汤时也觉得痛，要等汤放凉了才能喝；如果继续发展,有的患者会无缘无故地痛起来,特别是到了晚上躺下睡觉后，会痛得更厉害，甚至影响睡眠。这就是医生常说的"冷热刺激痛、夜间自发痛"。

牙髓炎的炎症部位在牙齿中央的牙髓腔，药物要通过细小的根尖孔才能到达，可以说任何药物都不可能彻底治疗牙髓炎，所以牙髓炎"无药可治"的说法是有一定道理的。不少牙髓炎患者牙痛时病急乱投医，那些不专业的医生随便开点抗生素给患者用，结果完全不起作用。对于牙髓炎造成的疼痛，止痛药有一定的作用，而当疼痛剧烈时，止痛药的作用就不明显了。像"牙痛丸"一类的局部止痛药在疼痛轻微时可能有效，但并非好办法。当发生牙髓炎时，最好是找牙科医生，对病牙进行治疗和处理，在看牙医之前已经有疼痛的可以口服止痛药，其他药物建议都不用。

（2）根尖周炎：一般情况下，牙髓炎进一步发展，细菌侵犯到牙根尖周围的组织便造成了根尖周炎。炎症早期患者会觉得牙齿有浮起感，容易咬到病牙，牙齿咬合时感到疼痛。早期由于炎症的范围比较小，使用抗生素和消炎止痛药对控制炎症虽有一些帮助，但意义不大。专业的牙科医生仍然强调局部引流和局部用药，医生通常会从牙齿疏通到根尖周围的组织，并在局部放置消炎止痛药物，如樟脑酚等。根尖周炎患者如果没有得到及时治疗，炎症范围扩大，可能出现面颊部红肿热痛、化脓，甚至出现发热、全身疼痛等症状。这时，就有必要对全身使用抗生素和消炎止痛药（广谱抗生素和灭滴灵即甲硝唑是常用的药物）；疼痛者可以加用去痛片等止痛药，疼痛剧烈者还可以在病牙周围注射局部麻醉剂，如普鲁卡因等。

（3）冠周炎：冠周炎多发生于下颌智齿萌出不全或阻生时，牙冠周围软组织发生炎症。炎症初期，患者觉得牙龈肿胀疼痛，咀嚼吞咽或开口活动时疼痛明显，随着病情发展疼痛加重；严重时还可出现不同程度的无法张口，甚至牙关紧闭。治疗以局部处理为主，常用生理盐水和2%双氧水冲洗局部，再放置碘甘油，最好每日1~3次，再用氯己定漱口液漱口。如果有脓肿形成，应及时切开排脓。如果出现面颊部红肿热痛，甚至全身发热、疼痛等，可以使用抗生素和消炎止痛药，常用的药物也是广谱抗生素和灭滴灵（甲硝唑）等。

无论根尖周炎或冠周炎，如果病情得不到控制，容易形成口腔颌面部间隙感染，这时还可考虑静脉注射抗生素，医生应根据患者的情况选择药物，如青霉素等。

综上所述，牙疼时首先应考虑请专科医生诊治，先进行局部处理，必要时才使用抗生素和止痛药。市面上有一些药，声称能治疗牙痛、牙周疾病等，而事实上专业口腔科医生基本不开这些药，不经过局部治疗而仅靠药物是不能解决问题的，甚至还会延误病情。

治疗牙周-牙髓联合病变的原则

积极处理牙周和牙髓的病灶，彻底消除感染源，尽量保留患牙，是治疗牙周－牙髓联合病变的原则。

对于由牙髓病引起的牙周病变，尽早治疗牙髓病；病程短者，牙周病可望治愈；病程长、反复发作者，应拔髓、根管治疗，并常规行牙周治疗，消除感染，促使牙周组织愈合。对于逆行性牙髓炎，如果牙周袋能消除或变浅，病情能得到控制，可做髓病、牙周病系列治疗；若多根牙只有一个牙根有深牙周袋引起的牙髓炎，患牙不太松动，可在根管治疗和牙周炎控制后，截除患根，保留患牙；若牙周病变已十分严重，不易控制或患牙过于松动，可拔除患牙。对于牙周袋已很深，而牙髓仍有活力的，应做牙周治疗以消除感染，必要时做牙周翻瓣手术和调牙合，以待牙周病变愈合；若牙合病程长、牙周袋深、根分叉区受累的患牙，及经过牙周治疗效果不佳的患牙，应仔细反复地用多种方法的牙齿，应同时做髓病治疗，这样更有利于牙周病变的恢复。对于根尖周病变和牙髓病变相通的患牙，应做牙髓治疗和牙周基础治疗，观察半年后牙槽骨仍未修复或牙周病变仍未控制的，进一步做牙周翻瓣手术等牙周治疗。

治疗的主次是以病源为主的。若不能确定是牙周病引起还是牙髓病引起，则对死髓牙先做牙髓治疗，配合牙周基础治疗；对活髓牙则先做系统的牙周基础治疗和调牙合，若疗效不佳仍有牙痛者，再进行牙髓治疗。

根分叉下发生病变应如何进行治疗

根分叉病变是指牙周炎的病变波及多根牙的根分叉。可发生于任何类型的牙周炎，以下颌第一磨牙的患病率最高。菌斑、牸创伤及牙齿的解剖因素是其发病的主要因素。

根分叉区可直接暴露于口腔，也可被牙周袋遮盖，常有牙周的炎症和溢脓，探诊易出血，还可发生急性牙周脓肿，可有自发性牙痛、敏感等症状。

如何拟定牙周病的治疗计划

拟定牙周病治疗计划的目的是要为患者创造一个健康的牙周环境和一个功能良好的牙列。要从软组织、功能、全身和保持疗效四个方面考虑。牙周治疗一般可分为四个阶段。

第一阶段：基础治疗。消除或控制临床炎症及咬合性致病因素。

包括的内容有：①教育患者自我控制菌斑的方法，如正确的刷牙方法和习惯，使用牙线和牙签清除邻面菌斑和食物嵌塞，使用菌斑显示剂检查菌斑控制情况，使用漱口剂保持口腔卫生。②拔除预后极差和不利于将来修复失牙的病牙。③施行龈上洁治、龈下洁治和根面平整术以清除菌斑、牙石等病原因子。④根据需要配合应用抗菌药物，以控制感染性炎症。⑤调整咬合。⑥治疗龋齿，矫正不良修复体和食物嵌塞等。⑦处理牙周－牙髓联合病变。

第二阶段：牙周手术治疗及松动牙固定。在基础治疗后 2～4 周进行。当袋深＞5mm 时，为了在直视的条件下，彻底平整根面和清除牙周袋内的感染物质，纠正牙龈及膜龈的畸形和治疗牙槽骨的缺损而进行牙周手术。手术种类依次为牙龈切除术、袋内壁刮治术、切除新附着术、翻瓣刮治术、膜龈手术、骨修整术、骨移植术，以及松动牙固定术。

第三阶段：强身固齿及永久性修复治疗。在牙周手术后应服用补肾固齿丸、固齿膏、六味地黄丸等，以增强宿主的防御能力，巩固牙周病治疗的效果。手术后 2～3 个月，可开始永久性修复治疗，包括修复失牙、永久性夹板、食物嵌塞矫治等。

第四阶段：维持疗效和定期复查。每半年复查一次，检查患者的菌斑控制情况及牙周情况，进行口腔卫生宣教，发现问题及时制订治疗计划，再度进行治疗。如果患者不能坚持不懈地自我控制菌斑，医生细致精湛的治疗将成为费时费事的劳动，难以保持治疗成效。

如果吃东西时塞牙应怎么办

食物嵌塞由多方面因素造成，如拔牙后未能及时修复而导致邻牙向缺牙间隙倾斜或对颌牙下垂（或挺出）、牙齿边缘嵴高度不一致、有邻面龋等原因。要解决吃东西时塞牙的问题可进行选磨法治疗。

首先要重建食物溢出沟，将发育沟加深、加宽，形成食物的溢出道。适用于牙合面磨损严重而使原有的溢出沟消失所引起的食物嵌塞。再者要恢复牙尖的生理外形。磨牙有磨损时，形成高陡锐利牙尖，造成对颌牙齿的食物嵌塞，使牙合面成为平台状。应用石轮将高陡的牙尖磨低，并形成相应的颊（舌）沟，还应减小牙合面的颊舌径，重新磨牙尖外形，恢复牙齿的球面外形，磨圆牙面时应注意勿降低牙尖的高度。此外，还要恢复和调整边缘嵴，边缘嵴高度不一致，会造成食物嵌塞。调磨后以恢复边缘嵴或使相邻两牙的边缘嵴高度一致，但要有一定的限度。应恢复外展隙，以防止食物嵌塞。

食物嵌塞的选磨只是对一部分垂直嵌塞者有效，且易复发，对一些严重的牙齿排列不齐等水平嵌塞则无效。

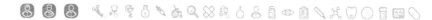

如何做牙龈切除术

常规消毒麻醉后，根据袋的深度用牙周探针或牙周袋印记镊在牙龈表面作出溢血点，然后用1%甲亚蓝连点成线作为切口标记。用斧形龈刀的后刀缘在距标记线2～3mm的根方牙龈处以45°作切口，根据组织的厚度及该区的解剖特征，可改变切口与标线之间的距离以及刀口与牙长轴所成的角度，但不要切在牙槽黏膜上。龈刀斜行切入时，恰恰能切到牙周袋袋底。切除舌（腭）侧病损时，切开线与标记线之间的距离可稍近，角度要求可以不必过于严格。用斧形龈刀随标记线进行切开后，再用牙龈乳头刀的尖端正对龈乳头，并与龈面成45°从切口中插入牙间隙，再向近远中推插切断龈乳头，并用刀尖剥离，使与牙面彻底分离，避免组织撕裂。然后检查切口，发现剩余的软组织及不整齐的牙龈边缘应剪去，残留的肉芽和牙石要彻底刮除。用斧形龈刀的中刀缘刃口修刮创面，使创缘与邻接的牙龈表面刮成过渡的组织面。用盐水冲洗，压迫止血。最后作牙周塞治。

术后24小时内进半流质或软食，嘱其用非手术侧咀嚼，暂时不刷牙，可漱口。24小时后非手术区可刷牙。要防止牙周塞治剂脱落，若术后1周内脱落，应令患者漱口后，局部涂布1%龙胆紫，再上

塞治剂。1周后拆除塞治剂。嘱患者用食指蘸抗生素软膏按摩牙龈
3～5天，用软毛牙刷做竖转动法刷牙。术后如牙根暴露而发生牙
本质过敏者，可做脱敏治疗。

如何做袋壁刮治术

袋壁刮治术适用于4～5mm深的牙周袋，且涉及牙面少，不需
要骨修整成形者。常规消毒，局部麻醉。右手持刮匙，将其插入牙
周袋底，使刀口磨锐的一侧紧贴袋壁，左手手指掌面按住牙龈表面
以作支撑，刮除袋壁的感染组织，术中要用手指感觉和体会牙龈的
菲薄度，以免牙龈被刮穿。手术可根据牙周袋的不同形态和深度，
匙刮由袋底向牙合面方向刮治，由远中向近中方向移动而刮除袋内
感染组织。若袋壁肉芽已被刮出而仍与软组织相连时，可用弯头眼
科剪刀插入牙周袋内，紧贴着袋壁把肉芽组织剪除。用盐水冲洗袋
内后，用纱布压迫牙龈2～3分钟，使袋的内壁与根面紧贴，防止
形成有碍新附着的大块的血块。最后覆盖牙周塞治剂。

术后1周内，不要用患牙咀嚼食物。保持塞治剂表面及周缘的
清洁，非手术区仍要仔细刷牙。若塞治剂脱落，应重新放置；5～7
天后去除塞治剂。还应教会患者正确应用竖转动法刷牙，用牙线、

牙签去除菌斑，以巩固治疗效果，防止复发。

何谓翻瓣术

翻瓣术是用手术方法将牙周袋内壁锐分离，然后翻起黏骨膜瓣使病损充分暴露，从而达到去除刺激物及平整根面的目的，必要时还可修整牙槽骨并配合骨手术，手术结束时将龈瓣按原位复瓣。

适应证：深牙周袋，用切除性新附着术难以彻底清除的牙周病损；牙周病变范围较大，或者涉及多个牙面的牙周袋；骨形态异常，或有骨缺损需作骨成形术可植骨术者；牙周袋深度超过膜龈联合者；牙周瘘管距龈缘较远，不易切除者。

常规消毒麻醉后切开牙龈，分离骨膜翻瓣，彻底平整根面，剪去龈瓣内的肉芽组织，如需要即修整牙槽骨，温生理盐水冲洗创面，将龈瓣复位压紧，缝合，牙周塞治。术后5～7天拆线，注意塞治剂取出时不要撕裂伤口，术后6周内不要探查牙周袋。

牙周手术后多长时间组织才能愈合

牙周手术后的组织愈合基本上可分为两大类，即软组织创口的愈合和骨的愈合。

软组织创口的愈合：①牙龈切除后伤口表面立即形成保护性血凝块。数小时后血块下的结缔组织开始生长肉芽组织9～13小时后，伤口周围的上皮细胞开始移动，从血块和结缔组织之间向伤口中央移行。1～2天时，开始有小血管形成，2～5天时上皮以每天向牙面0.5mm速度生长，直到薄层上皮完全覆盖创面，但角化则需2～3周。创面的结缔组织再生略慢于上皮，5～7天时形成新的游离龈，此后上皮好开始向龈沟内生长，在术后4～5周，形成新的结合上皮与牙面结合。临床上约在牙龈切除后2周，牙龈外观正常并建立正常的龈沟。龈沟液的量也在5周时恢复正常。②翻瓣术后的愈合。翻瓣术后24小时内，龈瓣与骨面之间由血凝块连接，术后1～3天，上皮移行至龈瓣边缘并达到牙面。术后1周，上皮已可附着于牙根面，瓣下的血凝块已被来自结缔组织、骨髓腔及牙周膜的肉芽组织所替代。术后2周，胶原纤维开始形成，并与牙面平行。术后3～4周，上皮和结缔组织的重建均已完成，龈沟内正常上皮衬里，结合上皮形成，齿槽嵴顶纤维也已呈功能性排列。③龈下洁治、根面平整、袋内壁刮除后的愈合。手术将病理性肉芽全部刮去，新生的肉芽组织在早期即形成，并且逐渐成熟而变成结缔组织。④切除性新附着术后的组织愈合。与龈下刮治术（根面平整术）相似。

骨组织创伤的愈合：手术后牙槽骨的愈合过程取决于手术时骨的暴露程度，是否作骨成形，术后骨面是否严密覆盖等因素。全厚瓣手术时骨面暴露，术后 1～3 日时骨面有表浅的坏死，随后有破骨细胞性吸收，在术后 4～6 天达高峰，然后逐渐减轻，导致约 0.5～1mm 的骨吸收。此后可有修复，在术后 3～4 周达高峰。在进行骨成形或术后龈瓣未能严密覆盖骨面者，骨的坏死和炎症较重，骨嵴高度降低，修复过程可长达 72 天。在骨膜瓣较厚时，半厚瓣的愈合过程可能比全厚瓣缩短。

用于治疗牙周病的药物

用于治疗牙周病的药物有很多，一般有作用于病原因子的抗菌疗法、作用于骨吸收过程的阻断疗法和中医药治疗。

抗生素可有效地治疗牙周组织病，但因牙周病的特殊致病菌问题尚未解决，因此选用抗生素仍然处于盲目状态，为了防止形成耐药菌株，破坏口腔微生物生态平衡，减少对宿主的不良反应，应当遵循以下原则：①首先进行基础治疗，若基础治疗反复进行效果不佳者，可结合使用抗生素辅助治疗。②急性感染的牙周炎症（如多发性牙周脓肿等）可考虑首选抗生素，但在取得明显疗效后应立即停止，治疗剂量的抗生素长期使用是禁忌的。③尽量选用小剂量和窄谱抗生素。④尽量采用局部控释的给药途经。常选用的口服药物有：四环素 250mg，每日 4 次，连服 2 周；螺旋霉素 200mg，每日 4 次，连服 5～6 天为 1 疗程；甲硝唑（灭滴灵）200mg，每日 4 次，连服 5～7 天。还可选用青霉素、红霉素、麦迪霉素、洁霉素等。漱口剂有 0.12%～0.2% 洗必泰液（又称氯己定，是双胍类化合物），每次 2 分钟，每日 2 次，连用 2 周，以及 2% 盐水液、1% 过氧化氢液、2% 碳酸氢钠液、1/5000 高锰酸钾液、复方硼砂液、芳香漱口液等，可抑制菌斑的沉积，减少口腔内细菌的数量，控制炎症，起清洁和消毒口腔的作用。局部还可进行碘氧治疗，即将碘化钾晶体置于牙周袋内，并注入 3% 双氧水数滴。双氧水和碘化钾一起，同组织中的过氧化酶作用，析出碘分子、新生氧和氢氧化钾，可腐蚀坏死组织，并使其随气泡排出，同时产生大量的热能，促进局部血运，增进炎症组织痊愈。常用的局部涂药是碘甘油、碘酚，有消炎收敛的作用。患者可将碘甘油自行置于牙周袋内，而碘酚为腐蚀性较强的药物，有强大的杀菌力，不可让患者自行上药，以免灼伤黏膜。常用氧化疗法治疗局限的顽固性龈炎。用 30% 过氧化氢 10 滴置于小杯内，随即加入 5% 小苏打 1 滴中和其酸度，并立即用小棉球蘸取药液，压于发炎的牙龈组织上，见龈色发白，将小棉球移开，牙龈又呈红色。

如此反复 2 ~ 3 次即完成治疗，每周治疗 2 次。目前临床上应用的最理想的剂抗生素剂型是控释抗菌药物，如四环素药管、灭滴灵药膜、甲消唑棒等。它具有用药剂量小，牙周局部浓度高，维持时间长，疗效高，不易产生耐药菌株和宿主的特点。

作用于骨吸收过程的阻断疗法有非激素类抗炎药物制剂布洛芬、敏康能、风平，该类药物可以抑制前列腺素的合成，从而阻止牙周病时牙槽骨的吸收。放线菌酮制剂和制酸剂也能阻止牙周病时牙槽骨的吸收。

中医药治疗也可以用于治疗牙周病并能取得很好的疗效。

牙宣是指西医的什么病，如何进行辨证施治

牙宣是指西医牙周炎，是以牙龈疼痛，龈肉萎缩，牙根宣露，牙齿松动，经常渗血溢脓为特征。多由胃火上蒸，精气亏虚，气血不足等原因所致。应根据辨证进行治疗。

（1）胃火上蒸型：症见牙龈红肿疼痛，日久牙龈渗血出脓，龈肉渐渐腐颓，积垢如烂骨状（牙石），牙根宣露，烦渴多饮，多食易饥，口臭，胃脘嘈杂，便秘，尿黄，舌质红，苔黄厚，脉洪大或

滑数。治疗以清胃泻火，消肿止痛为原则。方选清胃散加减，黄连 9g，生地黄 9g，丹皮 9g，升麻 6g，生石膏（先煎）24g，蒲公英 15g，桔梗 12g，旱莲草 9g，牛蒡子 9g。若便秘甚者加大黄、芒硝以泄热通便。

（2）肾阴亏虚型：症见牙齿疏豁松动，牙龈溃烂萎缩，牙周盲袋深，易渗血，牙根宣露，咀嚼时疼痛无力，伴有头晕耳鸣，手足心热，腰酸痛，舌质微红，少苔，脉细数。治疗以滋阴补肾、益髓坚齿为原则。方选六味地黄汤加减，熟地黄 12g，山萸肉 18g，山药 18g，泽泻 12g，丹皮 12g，枸杞子 12g，龟板 9g，菟丝子 9g，黄柏 9g。

（3）气血不足型：症见牙龈萎缩色淡，牙齿疏豁松动，牙根宣露，咀嚼无力，牙龈经常渗血，刷牙及吸吮时易出血，口中发酸，伴有面色灰白，畏寒倦怠，气短懒言，头晕眼花，失眠多梦，胃呆纳少，舌质淡，苔薄白，脉沉细。治疗以补养气血、养龈健齿为原则。方选八珍汤加减，党参 15g，白茯苓 10g，当归 10g，川芎 9g，白芍 10g，熟地黄 9g，炙甘草 6g，生姜 3 片，大枣 3 枚，阿胶（烊化）6g，血余炭 6g。

中医治疗牙宣也非常注重外治疗法。唐代医书《外台秘要》中就指出："附齿有黄色物，如烂骨状，名为食床，凡疗齿见有此物，先以钳刀略去之，然后依方用药。"食床即指牙结石，治疗牙宣要先作洁治等基础治疗。可用淡盐水，或旱莲草 60 ～ 120g，或黄芩适量煎水含漱。局部用清热凉血、消肿止痛的冰硼散撒于患处，或用固齿白玉膏外贴以凉血止血、化腐生肌排脓，也可用牢牙散等药物。中医也注意到牙宣患者晚期应当拔牙，并且早在《晋书》《诸病源候论》中就有拔牙损伤的记载。

如何维持牙周治疗的疗效

牙周治疗效果的取得，是术者和患者共同合作的结果，一般在治疗已得到效果之后，有些患者自身护理的概念开始淡薄，菌斑控制也放松了，大大增加了疾病复发的机会。如果术者和患者能继续保持联系，共同加强维护牙周组织的健康，就能获得长久的疗效。牙周治疗完成后，一般安排 2 ～ 3 个月后进行复查、复治。间隔期的长短取决于患者口腔卫生自身护理的能力、牙周病的严重程度以及复诊时的病情。牙周维护在治疗后的头 3 年特别重要。复查时应进行一次全面检查，简要的病史询问，检查牙龈的色泽、外形及弹性，探查龈沟深度、出血、有无脓性分泌物。在 6 个月～ 1 年时，X线检查骨质修复或破坏的动态变化。检查牙松动度是否改善或加重。检查根分叉区。用菌斑染色观察分析患者的菌斑控制情况，找出其口腔内的难洁净区和新出现的牙石沉积区域。还可进行一些必要的辅助检查，如龈下菌斑中螺旋体的比例、致病菌的快速检测等。对患者有针对性地进行口腔卫生指导。龈上、龈下洁治及根面平整，重点在出血或渗出的龈袋。牙面抛光以清除菌斑和色素，抛光的牙面十分光滑，菌斑、牙石较难再沉积。对术后遗留的牙根暴露及敏感区，可用氟化物或氢氧化钙等药物做脱敏治疗。

第 5 章

康复调养

三分治疗七分养，自我保健恢复早

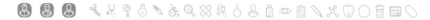

牙龈出血、牙周炎用电动牙刷好吗

这样的牙刷不好，这样的牙刷刷不到牙颈部，牙颈部是菌斑最容易形成的地方，我们提倡早晚刷牙，饭后漱口。临睡前刷牙最为重要，因为人在睡着后，唾液分泌会减少，而唾液可以冲走细菌并抑制细菌繁殖。如果睡前不刷牙或没刷干净，食物残屑在细菌作用下很快就会发酵产酸，再加上口腔因睡眠而缺少唾液，不能稀释中和细菌产的酸，牙齿就很容易受到腐蚀，日久就可能引发龋齿。所以在睡前刷牙，把留在牙缝和牙面上的食物残屑刷干净，刷完后不再吃任何东西，就可以维护一夜的口腔卫生。

有效刷牙：选用软毛保健牙刷；将牙刷毛放在牙齿与牙龈交界处，刷毛指向牙根方向与牙齿表面呈 45 度角，原位水平颤动，然后顺着牙缝竖刷。也可以采取在牙面划圆圈的方法；按照一定顺序，牙齿的各个部位都刷到；早晚刷牙；每次刷牙 3 分钟。 有些人刷牙象拉锯，也就是横着刷。这种刷牙方法有害无益，日久天长会在牙根处"锯"出一道深沟，医学术语叫"楔状缺损"。有这种楔状缺损的人，轻者吃冷、热、酸、甜食物时会引起牙齿酸痛，重者会造成牙髓炎，使你牙疼得坐立不安。 坚持正确的刷牙方法，能刷除牙菌斑，同时还可对牙龈进行按摩。

健康人一般每天刷牙 1 ~ 2 次，但对牙龈或牙周疾病的人应强调早晚刷牙，午饭后也要增加一次，每次刷 3 分钟。正确的刷牙方法是短横刷法和竖转动法。

短横刷法（又称水平颤动法）：人们习惯的横刷法是长的拉锯动作，这种横刷法如果加上硬毛牙刷就会给牙周带来损害（刷毛损伤牙龈边缘，牙龈退缩，根颈部楔状缺损等）。短横刷法用短颤的横刷动作最能洁净菌斑，故又称为沟内刷牙法。置刷毛毛尖与牙齿－牙龈面成 45°而轻度加压，刷毛顶端部分进入龈沟，而部分在沟外，然后作前后向颤动 6 ~ 8 次，颤动时刷毛移动仅为 1mm。刷上下前牙的舌腭面时，如牙弓狭窄，可将牙刷头竖起作短横刷颤动。同时还应拉刷后牙咬牙合面，清洁牙合面的窝沟点隙。

竖转动法：能有效地去除菌斑及软垢，且能刺激牙龈角化，维护牙龈外形的正常。可供选用的牙刷面较广，硬毛、中硬毛牙刷均可，但老年人、儿童或牙周病手术后应选用中硬或软毛牙刷。刷唇颊面和后牙舌腭面的动作是将刷毛与牙的长轴平行，贴向牙面，刷毛指向龈缘，加压扭转牙刷，使刷毛与长轴成 45°，转动牙刷，即刷上牙时刷毛顺着牙间隙向下刷，刷下牙时从下往刷。注意动作稍慢一些，带一点震颤，同一部位要反复 5 ~ 6 次。刷前牙舌腭面用上述相同的转动动作，牙弓狭窄者可将牙刷垂直，部分毛束压在牙龈上，顺

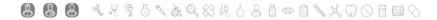

着牙间隙向冠方拉刷，同时拉刷后牙的咬殆面。可以在怀孕前洗牙，做龈下洁治，孕期选择正确的牙刷及刷牙方法

牙周炎治疗原则

一旦发生牙周炎应早期治疗，因为其预后与病变严重程度有关。

牙周炎治疗分四阶段：

第一阶段为基础治疗阶段，目的在于选用牙周病常规的治疗方法，清除或控制临床炎症和致病因素，包括口腔自洁，拔除预后差和不利修复的牙，龈上洁治，龈下刮治以清除菌斑、牙石，选用抗菌药控制炎症，咬殆调整等。

第二阶段为牙周手术治疗和松动牙固定。

第三阶段为永久性修复治疗，一般手术后2～3个月后进行。

第四阶段为复查复治阶段，每半年一次，包括检查菌斑控制情况，卫生宣教，拍片检查，以进一步拟订治疗计划。

牙周炎治疗成功与否关键有两点：

一是周密的治疗计划和医生细致，精湛的治疗。

二是患者坚持良好的自我菌斑控制。后者较前者更为重要，否则医生的工作将是事倍功半，疾病也将再度发生。

冷、热、酸、甜吃了都疼，牙周炎给许多人带来痛苦。其实，牙周炎也有体育疗法，绝大多数人长期坚持练习都会有效。

五字保健法

牙周病患者可采取五字保健法，效果较好。

（1）赶：每次就餐后，刷牙之前，把洗净的食指伸进口腔，顺牙的方向把积存在牙周围的残留物"赶"出来，还起到按摩牙床的作用。

（2）提：经过推赶后，再用牙刷顺牙齿方向从牙缝中刷去剩余的残渣。

（3）漱：将留在口中及牙齿上的残留物漱掉，可用2%～5%食盐水。

（4）按：经过上面几步骤后，在用食、拇指轻轻按摩牙龈10～15次，从上到下逐个按摩，以改善病变组织的血液循环，有利于炎症的迅速消除。

（5）嗑：上下嗑叩牙齿10～15次，以运动牙根部，起到固齿作用。长期坚持，能使牙周病得到控制，未患病的牙齿得到保护。

牙结石深刮会不会导致牙齿松动

深刮是牙周炎基础治疗的一部分，对于轻中度牙周炎能够起到很好的控制作用，也是洗牙后仍有较深牙周袋或牙周炎症情况下的必须治疗手段。

刚刚刮过的牙齿因为去除了牙石，短期内有可能会觉得松动，但随着炎症得以控制，松动的程度会缓解或消失。

如果牙周炎已经比较严重了，就更要刮了，虽然可能牙会松，但如果不刮的话，过两年牙可能就掉了。牙周如果控制稳定了，针对松动还可以进行夹板治疗。

总之，刮可能会松，不刮肯定会掉。还是要积极治疗。

牙周炎导致门牙有缝怎么办

首先要把牙周炎控制好，以后终身定期洗牙。如果对美观要求比较高，最理想的方式是通过正畸的方式把因为牙周炎移动的牙齿送回原位，时间要久一点，具体可以咨询正畸医生。如果缝隙不是很大，也可以通过把门牙都用树脂做的大一点，就把缝关上了，但这样门牙的长宽比例会有改变，可以让大夫先用模型的方式预测一下最终效果再做决定。最下策就是烤瓷或者拔牙烤瓷，轻易不推荐。

🩺 牙龈出血最好先换牙刷

健康的牙龈在刷牙、进食时是不出血的。有些人早晚刷牙，有时牙龈会出血，但感觉不到疼痛，故对此毫不在意。

其实，牙龈出血极有可能是患上了牙周病。牙周病的早期是无痛性进展但不能自愈，由于牙齿周围的组织病变，牙龈内大量新生血管充血扩张，牙龈变为暗红色，质地变得柔软、水肿，一旦刷牙不当常会引起牙龈出血。

早期牙龈炎症不及时治疗，牙周韧带受到侵袭，支持牙齿的牙槽骨被破坏和吸收，还会出现口臭、牙龈溢脓，等到出现疼痛、肿胀等症状时多属于晚期，治疗不彻底会导致牙齿的松动和脱落。

因此，刷牙时发现牙龈出血，应先检查自己的牙刷刷毛是否过硬，并更换软毛的保健牙刷，牙周病引起的出血使用软毛的牙刷一般能自行停止。采取去除局部刺激因素和消炎等治疗后，牙龈仍然出血不止者切莫大意，应及早去医院就诊，做进一步的检查，以免误诊误治。

不正确的刷牙方式令我们的牙龈常常备受煎熬。电动牙刷高速旋转而产生的轻微振动，不仅能促进口腔的血液循环，对牙龈组织也有意想不到的按摩效果。

减少损伤刷牙力度过大、拉锯式横刷法都会对牙齿及牙龈造成损伤。实验证明，电动牙刷能够减少六成左右的刷牙力度，令牙龈炎与牙龈出血程度下降62%，让刷牙过程更加安全有效。

电动牙刷中比较好的就是ORAL-B。价格100～1000不等，刷头可换。

除了刷牙以外清洁牙齿的方法

良好的刷牙方法仅能去除约70%的牙面菌斑，许多菌斑遗留在牙邻面接触点以下或其他不易洁净的区域内。常用于邻面洁净的工具有牙线与牙签。

（1）牙线：用尼龙线、丝线或涤沦线来清洁牙的邻面菌斑很有效，特别是对平的或凸的牙面最好。拉下一段约25cm的牙线，将线的两端打双结形面一线圈，或取约33cm的牙线，将线的两端绕在二个中指上，用右、左手指将牙线通过接触点。两指间控制牙线的距离1～1.5cm。当有紧而通不过的感觉时，可做前后拉锯式动作，通过接触点，轻柔地到达接触点下的牙面，同时将牙线放到牙龈沟底

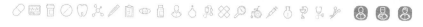

以清洁龈沟区，注意不要硬压入龈沟以下过深的组织内。用两指将牙线紧绷，并包绕颈部牙面，使牙线与牙面的接触面积大一些，然后作上下刮动，每一牙面要刮 5 ~ 6 次，依次进入相邻牙间隙，逐个将全口牙齿的邻面刮净，并漱去刮下的菌斑。

（2）牙签：牙龈乳头萎缩，特别是在牙周手术后牙间隙增大的情况下，用牙签来洁净暴露的牙面，特别是凹的牙面或根分叉区最为合适。也可以用来对着牙龈加压以刺激及按摩萎缩的牙龈乳头，但习惯上都用牙签剔除嵌塞的食物纤维。牙签有木质和塑料两种。牙间有空隙存在的情况下，牙签以 45° 进入，尖对殆面方向，侧缘接触牙间隙的牙龈，然后用牙签的侧缘洁净牙面，特别在凹的根面和根分叉区可用牙签尖端及侧缘刮剔，如果有食物纤维嵌塞可作颊舌侧穿刺动作，将食物剔出，然后漱口。使用牙签时要注意，不要将牙签尖用力压入健康的牙间乳头区，因为这样会造成一个先前并不存在的空隙，而这样一个小间隙极难保持清洁，以后只能经常用牙签来剔刮，以致空隙日益增大。牙签不要垂直插入，要沿着牙龈的形态线平行插入，否则会形成平或凹陷状的牙龈乳头外形，影响美观和功能。

牙间隙小刷、锥形橡皮尖等也为清洁邻面和按摩牙间乳头的良好的辅助工具。

口腔病灶与全身疾病有什么关系

　　口腔中的病灶主要是牙源性的，包括牙髓病及由其继发的根尖周病和牙周病。但病灶不仅仅发生或存在于口腔，也可发生或存在于其他器官，特别是与体腔相通的器官和组织，如上颌窦、扁桃体、阑尾、胆囊等。一般说来病灶主要是以慢性炎症形式出现，所以可称为"慢性牙源性病灶感染"，有别于牙源性急性炎症引起的间隙感染或全身疾病（如败血症、纵隔炎、肺炎、脑膜炎、脑脓肿等）。口腔病灶感染可能导致或诱发的疾病种类很多，包括神经系统疾病（头痛、眩晕、脑脓肿等）、心血管疾病（风湿性心脏病、感染性心内膜炎等）、眼病（虹膜炎、睫状体炎、脉络膜炎等）、肠胃道疾病（慢性胃炎、溃疡病等）、肾脏疾病、皮肤病等。关系比较密切的有三种，亚急性感染性心内膜炎、关节炎（风湿性关节炎或类风湿性关节炎）、眼病。

　　对于牙病是否都是口腔病灶，不明原因的全身疾病是否都要寻找和处理口腔病灶这类问题，目前尚难得到充分和满意的答复。实践已证明，只有那些怀疑为口腔病灶，而且经过处理后，全身或其他疾病得以治愈或明显缓解者，口腔感染的诊断才能成立。除此之外的关于诊断病灶的方法均为非特异性的，临床应用价值不大。

口腔病灶感染的防治原则

从预防口腔病灶感染的观点来讲，对于所有牙病均应进行治疗，并不在于它是否成为病灶。对于已发生的与口腔病灶有关的疾病（如虹膜炎、睫状体炎、类风湿性关节炎等），都应积极寻找和处理口腔病灶。对于风湿性心脏病、先天性心脏病以及经过瓣膜置换手术的病员，在治疗牙病时，均应慎重行事，采取妥善的预防措施，以免促使口腔病灶感染的扩散，诱发亚急性感染性心内膜炎。

处理口腔病灶并不一定一律采取拔牙的方法，可以应用一切先进的技术，包括处理牙髓病、根尖周病以及牙周病的各种手术或治疗措施。大多数的牙病应用保存疗法也是可以治愈或明显改善的，基本上能达到去除病灶的目的。在处理口腔病灶时应注意采取的措施：①预防性应用抗生素，一般选择青霉素或广谱抗生素。目前多主张术前30分钟一次给予大剂量，因为菌血症的持续时间一般为15分钟左右。也有人主张术后再持续给药24～48小时，不主张长期应用，以免诱发耐药性。这是预防慢性感染病灶扩散，特别是预防亚急性感染性心内膜炎的有效措施。②加强口腔术前术后的消毒。手术操作应力求熟练、轻巧，尽量避免组织损伤。尽量减少损伤面积也是很好的预防措施，每次拔牙不宜过多。软组织切开或行牙龈

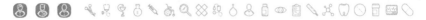

切除等操作时，采用电刀以减少菌血症及引起心内膜炎的机会。

当消除了口腔病灶后疾病仍不能治愈或无好转时，应考虑是否有口腔以外的病灶，扁桃体、鼻旁窦等均可能是病灶感染源。

第 6 章

预防保健

培养生活好习惯，远离疾病
活到老

牙周炎的预防原则

（1）掌握正确的刷牙方法，每天 3 次，每次 3 分钟。

（2）饭后，睡前漱口，保持口腔清洁。

（3）对不易去除的食物碎屑，软垢，菌斑，用牙线，牙签，牙刷清洁。

（4）定期检查，龈上洁治半年 1 次。

老年人牙周炎的预防和控制

治疗牙周炎，主要在于消除病因，增强牙周组织的健康，防止炎症和萎缩的继续发展。对于老年人来说，增强功能锻炼以增进牙周组织活力是很重要的。下面介绍几种简单做法：

（1）刷牙方法上忌用横刷法：但是横刷法是群众习惯的刷牙法，许多人由于用硬毛大头牙刷用重力作拉锯式横刷，以致造成刷伤性的牙龈退缩，牙根暴露，牙颈楔状缺损等疾病。所以，正确的做法应用两排十二束毛的牙刷，采用竖刷法，即刷上牙时刷毛顺着牙缝从上向下刷；刷下牙时顺着牙缝从下向上刷。动作要慢一些，在同一部位上反复数次，让刷毛通过龈与牙的交界区时彻底去除污物，对牙龈也有按摩作用。

（2）老年人为增强牙周组织健康，可采用牙龈按摩法、叩齿、气功等方法。

牙龈按摩法：刷牙后用洁净的双手食指在牙齿和牙龈表面作环形的转动按摩。可以从上下颌后牙开始，逐渐移向前方。早晚各一次，每次 10 ~ 15 分钟。但是，在炎症急性发作时不能按摩。如牙石积结较多，还应先请牙医师将牙石刮除，方可采用牙龈按摩。

（3）叩齿：每天早晚空口咬合数十次。咬合时应铿然有声，这有增强牙周组织和增进血液循环的作用，常做可使牙齿坚固而不痛。

（4）气功：即闭口咬牙，自然呼吸，意守上下龈。

（5）生物科技疗法：生物科技产品牙齿黄金，通过从天然植物中提取的精华成分，达到消炎、杀菌、止痛的功效，主要通过给萎缩的牙龈提供营养促其再生的作用，从而达到牙龈牙周组织的康复。使用方法为口含 20 分钟左右，冲击牙龈位置，让牙龈吸收到营养重新膨胀，同时通过渗透进入龈下牙周溶解牙石及吸收消炎，阻断龈下牙周病菌的生存环境，而达到有效治疗的效果。该产品的优点是使用方法简单，无不良反应，可对大多数牙周病见效。

以上方法，对于预防和控制老年人的牙周炎，坚固牙齿，有一定的功效。

牙周炎的预防策略

（1）补充营养：出血的原因很多，因此必须找出病因，才能进行有效地防治。如果是缺乏维生素 C，除了在医生的指导下服用维生素 C 片剂，饮食上也要多注意补充富含维生素 C 的食物，多吃水果蔬菜。如果是牙周炎，要在医生指导下服用消炎药，并遵医嘱复诊，不能自己随便停药。但事实上成年以后牙龈是不从人体系统再得到营养的了，所以才会出现比较多的问题。补充营养其实不能解决出血问题，这应该是目前的一个误区，不信你也可以先试一下补充一下维生素 C。

（2）洗牙：超声波洗牙大家都比较熟悉了，是针对清除牙齿结石部分。因为牙结石更容易造成牙菌班的堆积，造成牙龈炎、牙龈出血，牙周病。所以去除牙结石是医疗行为。当然在治疗的同时，齿颈部，邻接面的结石去除掉了，牙齿也会有美白的表现。洗牙的弊端在于比较痛，会出比较多的血，还有洗后牙齿表面比较粗糙，牙渍牙石的再次出现更加来得快。最后就是有可能感染疾病。

（3）有局部刺激因素：如牙石、咬𬌗创伤和不良修复体等，应进行牙周洁治清除牙石、调整咬𬌗关系、矫治食物嵌塞和修改或更新假牙等修复体。

（4）局部以 2% 碘甘油、口服甲硝唑 0.2 克，1 日 3 次，或乙酰螺旋霉素 0.2 克，1 日 4 次，连服 4 ~ 5 天。

（5）对坏死性龈炎患者应加强口腔护理，用 1% 双氧水漱洗口腔，以 2.5% 金霉素甘油剂局涂患处，1 日多次，全身选用青霉素和抗厌氧菌药物。

（6）如患有牙龈肿瘤，应采用外科手术。

（7）对血液病引起的牙龈暂时可采用明胶海棉压迫止血，也可用牙周塞治剂填塞等止血法处理，主要由血液专科作全身治疗，禁忌一切牙周手术。

（8）生物科技疗法之牙齿黄金，从天然植物中萃取出对口腔和牙龈非常有益的成分，不仅可以通过自然渗透进入龈下溶解牙石，而且还能直接给萎缩牙龈补充营养的方式，有效控制和预防牙龈萎缩，避免牙龈出血发展成为其他更严重的炎症，效果很好，而且使用中没什么痛苦，也没副作用。

牙周炎患者的饮食宜忌

宜食清淡易消化的半流质或软饭、面条；实证胃火宜多吃清泻胃火作用的食物，如豆腐、黄瓜、丝瓜、黑豆、芥菜、香茄、粥、西瓜。

牙周炎患者的食疗偏方

（1）丝瓜生姜汤

原料：丝瓜 500 克，鲜生姜 100 克。

制作：丝瓜洗净切段；鲜生姜洗净切片。二味加水共煎煮 2 ~ 3 小时。每天饮汤 2 次。

功效：清热解毒。适用于牙齿肿痛。

（2）豆豉皮蛋粥

原料：淡豆豉 60 克，皮蛋 1 个，粳米 150 克，熟猪油、精盐适量。

制作：将皮蛋去壳，洗净，切成小块；淡豆豉、粳米洗净，备用。锅内加水适量，放入淡豆豉、粳米煮粥，八成熟时加入皮蛋块，再煮至粥熟，调入猪油、精盐即可服食。每日 1 剂。

功效：滋阴降火，养血安神。适用于虚火牙痛、神经衰弱等。

（3）桂花茶

原料：桂花 3 克，绿茶（或红茶）1 克。

制作：将上 2 味放入杯中，用沸水冲泡，候温。每日 1 ~ 2 次。含漱后徐徐咽下。

功效：芳香辟秽，解毒除臭。适用于牙痛、口臭。

（4）鸡蛋酒

原料：鸡蛋 1 个，白酒 30 毫升。

制作：将白酒放入碗内，鸡蛋打破入碗内。将碗内白酒点燃，白酒燃烧后至鸡蛋熟即可。将熟鸡蛋1次吃下，一般1小时后即可止痛。

功效：益气活血，止痛。适用于牙痛。

怀孕前应进行全面口腔检查

准妈妈向笔者诉说了怀孕后因为牙周炎遭受的痛苦：她先是频繁呕吐、反酸、不思饮食，起初以为这是怀孕后的妊娠反应，就没太在意。谁知道后来又出现了牙龈红肿、刷牙出血，她还是认为是怀孕导致的，也不敢刷牙。随后，她发现自己陷入恶性循环，口气越来越重，最后甚至不刷牙也会出血，牙龈肿得连吃东西都受到了影响。

目前因口腔疾病前去就诊的孕妇人数众多，主要与孕期激素分泌水平增加有关。如果能在怀孕前做一次口腔检查，将大大降低孕期患上口腔疾病的概率。

孕妇是口腔病的高发人群，但是孕妇口腔疾病并非不可避免。提醒打算怀孕的女性，无论有没有牙病，在准备怀孕前最好去医院做一次全面的口腔检查，排除隐藏的"定时炸弹"，这样将大大降低孕期患口腔疾病的概率。

孕期出现牙龈炎、牙周炎的患者,通常怀孕前口腔健康就有问题,只是她们并没有重视,而怀孕后由于卵巢荷尔蒙刺激前列腺素产生,而前列腺素正是传导发炎反应和齿槽骨破坏的重要物质;加上怀孕时免疫能力改变,孕妇对细菌的抵抗力较弱,所以牙龈炎的发炎反应比较强烈。通常牙龈炎、牙周炎在孕早期就会出现,到怀孕 8 个月时会达到高峰。

口腔保健操

(1)叩牙:这是我国较为传统的一种牙齿保健法。操作时只要上下牙齿互相碰击,发出牙齿撞击的声音即可。推荐早晚各进行一次,每次 30 ~ 40 次。

(2)转舌按摩:翻卷舌尖,紧贴牙龈,进行 360° 旋转。先对外侧牙龈进行按摩,再对内侧牙龈进行按摩,每次进行 30 ~ 40 次。

(3)鼓漱:转舌按摩几次,当感觉有唾液产生时不要咽下,继续搅动。等唾液渐渐增多后,开始用唾液漱口 30 次左右。对于有口腔疾病的一侧牙齿可以着重多漱几次,当感觉患牙部位不舒服时,也可以多漱几回。

（4）手指按摩：漱口后用干净食指以垂直方向由牙龈向牙冠按摩，内外上下左右依次进行。然后改为沿牙龈水平方向按摩，依次分区进行，一次按摩大约5分钟。

牙周炎的体育疗法

冷、热、酸、甜吃了都疼，牙周炎给许多人带来痛苦。其实，牙周炎也有体育疗法，绝大多数人长期坚持练习都会有效。国家体育总局运动医学研究所伊木清博士说，人随着年龄增大，牙龈日趋萎缩，由此导致牙齿松动、间隙增大、食渣存留，这很易于细菌滋生。而随着口腔内生物和化学刺激的不断增加，会使牙周疼痛甚至感染化脓，并会使牙齿进一步松动、脱落。牙齿的缺损，影响食物咀嚼，给肠胃功能退化的中老年人增加了肠胃负担。牙周炎的体育疗法适用于没有化脓性口腔炎症者，患者应有意进行牙的运动。体育运动的目的是促进牙周组织血液循环，改善牙周组织营养，延缓和阻止牙龈萎缩，尽可能地保全牙齿功能。

体育康复的具体方法是：

（1）用力咬合或相互撞击上下牙齿，连续数十次。

（2）用两手掌在两侧面颊和口唇上，按摩齿龈，直至局部有发热感为止。上述练习每日 3 次，每次 5 ~ 10 分钟，练习时应注意用力不要过猛，特别是有龋齿者和牙齿松动明显者，练习时注意用力要平稳。

🧑 想拥有健康美好的生活应从牙做起，从现在做起

牙周疾病是常见的口腔疾病，早期症状不易引起重视，造成牙周组织长期反复感染，到患者就诊时病情已相当严重，不仅损害口腔咀嚼系统的功能，还会严重影响全身健康。人群中牙周病的患病率高达 90% 以上，覆盖多种职业和各个年龄段。

有很多到牙周病门诊去就诊的人，大多数病情已较严重或者已到晚期。早期时他们根本不认识也不会把牙周病当回事，他们很多人不但不接受医生正规治疗的建议，自己还存在严重的错误认识，认为医生是在吓唬人。应该明确，任何疾病拖到了晚期，医生医术再高也已回天无力，牙周疾病更是如此，如果时机得当牙周病的治疗效果是非常好的，晚期牙周炎患者，极其痛苦。许多人对口腔健康的忽视让我们医务人员头痛不已，他们对牙周病所带来的对口腔健康和全身健康的影响全然无知。

牙周病对口腔健康的影响

首先，根据病情的程度不同可以有牙龈红肿、出血、口臭、牙齿松动、咀嚼无力甚至疼痛。其次一旦缺失了牙齿麻烦就接踵而来，镶假牙不但花费很高，带来的后患无穷。无论你选择哪种修复方式，都不会完美：

（1）活动假牙修复每天要摘戴清洗，有的人感觉活动义齿戴在口腔里会很不舒服，咀嚼效果很差，美容效果也不好，干脆扔在一边不戴了，或有的假牙用了几年后，相邻的牙齿往往又松动了，所以多数人都愿意镶固定的那种。

（2）固定修复就是利用基牙（缺失牙旁边的好牙）上安装牙冠套，不用摘下来，但旁边的牙齿要被磨出厚厚一层，以便留出足够的空间用来做牙冠套，以修复缺失牙，在此过程，旁边的牙齿很有可能会出现不适、疼痛等症状，甚至要牺牲掉牙神经。随着假牙使用时间的延长可能出现对基牙的牙体及牙周组织的影响，出现多种问题如继发龋（好牙出洞了）、牙龈发炎、牙髓炎、牙齿或牙根折断或折裂、冠脱落等，造成基牙最终脱落，就这样丧失的牙齿越来越多，镶牙的难度也增大，有的人甚至最终已经镶不了假牙了，连维持人生基本的一日三餐都不能进行，非常痛苦。

（3）当然现在出现的种植牙修复相对来说对好牙的损伤最小，它是在缺牙间隙的牙槽骨中，种植一颗种植钉，让它和骨头完全长在一起，然后在此基础上镶一颗烤瓷牙。这种修复方式咀嚼功能和美观效果都不错，但是要求足够高度和厚度牙床（如果牙床不够的还要植骨），昂贵的费用（大概需要1万元左右）。一旦出现种植牙周围炎，还可能导致种植失败。由此看来保住自己的牙齿是何等的重要啊!

牙周病对全身健康的影响

牙周炎时，牙面及牙周袋壁上存在大量细菌聚集，牙周袋壁上皮变薄及表面结构完整性受损，形成糜烂溃疡面，牙周袋的破溃面上有大量细菌堆积时，日常咀嚼活动可使细菌及毒性产物进入血循环中，增加全身病的患病风险。近年来的研究表明，牙周炎已经成为一些全身病的危险因素，直接威胁了全身健康。

牙周炎时细菌感染不仅直接作用于心脑血管系统，而且还诱导宿主全身的免疫和炎症反应。研究已表明，牙周病与卒中和心肌梗死的发生有关。牙周炎和糖尿病之间是双向关系，互相影响。牙周炎患者比牙周健康者患糖尿病的比例高，而且血糖不易控制，目前，牙周炎已经被列为糖尿病的第 6 大并发症，糖尿病患者比非糖尿病患者更易患牙周病，其牙周病发病率高，病变损害严重而且进展迅速，还经常伴发牙龈脓肿和牙周脓肿。患严重牙周炎的孕妇发生早产低体重新生儿的风险比牙周健康的产妇高 5 ~ 7 倍。口腔是幽门螺杆菌（Hp）的另一个聚集地，在口腔黏膜表面、唾液和牙菌斑中均已检测到，其中龈下菌斑的检出率最高。幽门螺杆菌是慢性胃炎和消化道溃疡的重要致病因子，而且与胃癌的发生密切相关，牙周治疗后降低胃病发生的可能性。此外，牙周病与呼吸系统感染、类风湿性关节炎、肾病等全身病都相关，引发各种死亡率极高的疾病。由此看来早期及时治疗自己的牙周病是何等的必要啊！

关于洁牙你知道多少

皓齿明眸，微笑因健康靓丽的牙齿而更灿烂。一口健康清爽的牙齿，对提高生活质量非常重要。随着生活水平的提高，人们不再仅仅追求牙齿的健康，对牙齿的清洁和美观也越来越重视。牙齿保健的方式有很多，定期洁牙是其中很重要的方法，却往往容易被人们忽视。而且，人们对于洁牙，还存在很多认识上的误区。

一项调查结果显示，58.3% 的受访者从未洁过牙，超过 2 次洁牙的只有 1.9%，27.8% 的受访者认为洁牙会对牙表面的牙釉质造成损害,37.7% 的受访者认为洁牙后出现冷热敏感不适是不正常的现象;40.2% 的受访者认为洁牙会使牙齿变松变疏。并且, 对于以上可能出现的一些现象, 大部分受访者表示不了解。由此可见, 人们对洁牙认知程度还比较低。

很多人认为, 我只要好好刷牙就行了, 不需要洁牙。也常常听到患者有这样的疑问, "我已经一天刷两次牙了啊, 为什么还是会有牙周炎呢?"

其实, 我们日常的刷牙能清洁到的部位是有限的, 容易堆积牙菌斑和软垢的牙缝和龈沟是我们的牙刷比较难到达的地方。长期未清除的菌斑及软垢逐渐矿化, 唾液或龈沟液中的钙盐、无机盐逐渐沉积, 牙石便在牙齿表面形成了, 并且形成后不易除去。牙菌斑与牙石是导致牙龈炎、牙周炎的主要病因, 且其量与牙周疾病的患病率及其严重程度成正比。洁牙则是去除牙齿表面的牙菌斑和牙石的最有效办法。

洁牙, 俗称洗牙, 是指用洁治器械去除龈上牙石、菌斑和色渍, 并磨光牙面, 以延迟菌斑和牙石再沉积。通过洗牙, 消除牙菌斑和牙石的刺激, 可使牙龈炎症完全消退或明显减轻, 有效预防牙周病。

在临床上我们也会碰到很多患者提出这样那样的疑虑和担忧,

例如，洁牙会不会对牙表面的牙釉质造成损伤？洁牙后是不是会让牙齿变松、牙缝变宽？洁牙会不会很容易感染上乙肝和艾滋病？洗牙是不是会形成依赖、洗一次之后就要一直洗？等等。

首先，现在临床上多采用超声波洁牙，它是利用超声震动去除牙石，牙齿表面的牙釉质是人体最坚硬的部分，超声器械可能会在牙齿表面留下微量的划痕，经过抛光后可消除。因此，超声洁牙对牙釉质的损伤是很微量的，可以忽略不计。

其次，洁牙是不会让牙齿变松、牙缝变宽的。有些重度牙周炎的患者会在洁牙后感觉牙齿变松动了，是由于其本身牙周炎症比较严重、牙槽骨吸收引起牙齿出现松动了，大量牙石的存在使牙齿活动受到限制松动表现不那么明显。洁牙去除牙石后松动就表现出来了。这种牙齿的松动一般在进行系统的牙周治疗后，炎症消除之后会得到缓解，但如果是严重的牙槽骨吸收所致的松动就不能恢复了。有些患者感觉牙缝在洁牙后变宽也是相似的道理。实际上是由于长时间没有洁牙，牙缝被牙石堵塞了，洁牙后牙石被清除，就会感觉牙缝变宽了。

在正规的口腔医疗机构，诊疗器械一般都采取"一人一用一消毒"，患者感染上疾病的机会微乎其微。

洁牙不是一劳永逸的事，但是也并非是形成依赖。其实牙面上的牙石，一旦被清除后，还会慢慢再沉积，沉积的速度跟个人的口腔保健措施是否得当有很大的关系。如刷牙不周到，只把牙外侧面刷得干净，后面的大牙和牙齿的舌面刷得马虎，这些地方就会很快又出现牙石。有些人嗜好吸烟和饮茶，洁牙后牙面也会很快再次发黑。因此，我们建议大家不仅在刷牙的时候要尽量每个牙面都刷干净，还要用牙线清洁牙缝。在健康人群中，一般建议半年到一年洁牙一次。

那么，关于洁牙，有什么值得注意的呢？

一般在洁牙过程中会出现轻微的酸软和少量牙龈出血，一般不会引起疼痛。洁牙之后一周之内会出现冷热刺激敏感不适，所以在洁牙后应尽量避免冷热刺激。

患有某些疾病的人，比如血液病、心脏病、精神疾患、传染病以及急性炎症患者，洁牙要慎重。置有心脏起搏器的患者禁止进行超声波洁牙。

此外，建议女性在准备怀孕前最好先到医院做一次洁牙，以清除牙石。因为怀孕后体内激素水平产生变化，牙龈对牙石的刺激更加敏感很容易发生妊娠性牙龈炎，引起牙龈出血肿痛等。

定期检查牙齿为您的健康保驾护航

有的人每天工作，根本没有时间休息，往往年纪轻轻身体却越来越差，口腔问题接二连三，不是牙痛，就是牙龈出血。这时他们往往不往心里去，实在痛得难受时，就吃几片止痛片。家人朋友劝他们去医院检查，他们往往左耳听右耳冒。可是结果经常是终于有一天，他们倒下了，原因可能是他们长期以来形成的牙周病引起了"亚急性感染性心内膜炎"。这种人也许很会投资，可就是不懂得为自己的健康投资。事实上方法很简单，每半年到医院口腔科做检查并接受医生的建议，洗牙一次。

为什么要如此呢？

如果您的牙齿长期没有得到很好的清洁，你就有齿龈发炎的可能，使牙床过敏，变得脆弱。细菌就寄生在残留在牙齿和牙床周围的食物小颗粒——牙垢中。美国牙周病研究所估计，至少75％的成年人患了至少一种轻度牙床受伤症，我国肯定更多。很可能最终使你失去牙齿的第一个毛病就是齿龈炎，它的表现就是牙床肿胀，刷牙时牙床极易出血。这时如果你还不上心，牙龈炎才只是更大祸患的开始。若不及时彻底清除这些牙垢，它们就会形成牙结石，像水泥一样牢牢粘在牙齿、牙床之间。牙齿开始受腐蚀，牙齿与牙床相交的豁缝里开始出现一个个小洞穴，这些小洞穴进一步受细菌侵蚀，于是，牙周炎就形成了。当牙齿与颌骨之间一旦出现松动，不久之后你将开始掉牙。牙龈炎是完全可以被治好的，但牙周炎就不那么好对付了，你就很有可能挽救不了你的牙齿。

美国广播公司网站刊文指出，成年人牙齿脱落得早，晚年死于心脏病的可能性会更高（这项研究发表在随即出版的《心脏病》杂志上），英国国民卫生保健系统和利兹大学的研究也证实这一点。患牙周炎时，细菌和其长期释放的大量炎症递质可因患牙松动，咀嚼时将牙向牙尖部挤压而进入血液，可损伤血管内皮细胞的功能，使血管内膜胆固醇沉积，导致动脉粥样硬化和血栓。牙周病对健康的影响并不止这些。根据美国牙周病学会及国家卫生署的研究指出，它可造成心血管、消化系统（牙菌斑——如果哪一天您忘了刷牙，第二天会觉得牙面上黏附着一层涩涩的膜，这层膜就是牙菌斑，它是以整体方式生存的微生物生态群体——是幽门螺杆菌的贮存库，该菌可经口腔进入胃部，在胃部"定居"下来并繁殖壮大，引发慢性胃炎、胃溃疡、胃癌等）、肾炎（病灶感染）及呼吸系统（牙周炎患者的龈下菌斑包含大量厌氧菌，可在特定条件下被吸入下呼吸道，在支气管末端和肺泡上皮定植，诱发肺炎）等方面的疾病，也会引发身体一连串的免疫反应，例如败血症、慢性脑膜炎、持续性发热、毒素休克综合征、系统性粒细胞缺失、心内膜炎、关节炎、加速糖尿病恶化，还和低体重儿出生有密切关系。

口腔疾病患者早期一般很难发现，尤其是儿童。因为口腔疾病多属慢性病，早期多数缺乏自觉症状。一旦出现症状，如疼痛、肿胀等，往往病况较重。口腔疾病还可能是全身疾病的反应（如坏血病是由于血液中严重缺少维生素C引起的，它能引起牙龈出血。白血病也引发牙病。另外，一些药物如治疗高血压或心脏病的抗组胺药等，也能引起牙床肿胀、出血），定期的口腔健康检查还有助于早期发现对应的全身疾病，早期治疗。具体的时限标准，一般0~5岁的儿童每隔2~3个月检查一次，6岁以上的儿童和成人每隔半年检查一次。

在不少西方国家，立法明文规定，如果居民没有定期去看牙医，其部份医疗保险将会被取消，人们对牙齿的厚爱早已成为一种根深蒂固的爱牙文化。在美国，人们一向把牙齿的整洁和口腔卫生看成是文明的象征和社交仪容的重要部分，并影响到求职。他们不会等到牙疼才去看牙医，他们是来洗牙、矫牙、做口腔保健的，看牙医不但是健康需要，也是美容需要，半年洗一次牙是非常普遍和正常的。随着国内生活水平的提高和人们对自身形象的重视，年青一代已经越来越重视牙齿的保健，但中老年人的爱牙观念仍然比较淡薄。

事实上，中老年人即使颜容老去，但要保持一口洁白整齐的牙齿却并不难，除了做好口腔清洁外，定期去看牙医是很好的办法。牙医可以发现不易察觉的口腔问题，早期治疗处理可以简单得多，经济支出也大为减少。

"牙好，胃口就好，身体倍儿棒！"，有一口好牙，值得人们一生去爱护和追求，不但是形象的需要，更是健康的保证。

老年人预防掉牙的12个小妙招

老年人要想不掉牙，保护是关键。可以从如下几个方面入手：

1. 保持口腔清洁

老年人要坚持每天早晚用温水刷牙，临睡前刷牙比早晨刷牙更重要。此外，一日三餐后要用清水漱口，漱口时要借用水的冲力尽量将牙缝中的食物残渣清除。如嵌得很紧，也可用牙签除掉。应定期去医院除去牙面上的结石，以防止牙周炎的发生。

2. 叩齿咽津

每天早晨醒来和临睡坚持做上下牙之间相互叩击。开始时轻叩十几下，以后还日增加叩击次数和力量，达到每次叩击 50 次左右。此法能增强牙周组织纤维结构的坚韧性，促进牙龈及颜面血液循环，使牙齿保持坚固。叩齿后咽下唾液也有利于养生。

3. 用力咬合

每次排尿时，满口牙齿用力咬合，每溺必做而不间断。这样可促进口腔黏膜的新代谢及牙龈的血液循环，锻炼咀嚼肌，增强牙齿的功能。

4. 鼓肋漱口

每天做一两次闭口鼓腮漱口动作，并将舌头左右转动，这样能使唾液分泌增多，使牙面、牙缝和口腔黏膜受到一定的冲洗和刺激，可使口腔自洁，保护牙齿健康。

5. 按摩牙龈

用拇指和食指顺着一定的方向按摩牙龈，每次10分钟，可促进牙龈、牙槽和牙髓的血液循环，防止牙床过早萎缩。

6. 正确咀嚼

咀嚼的正确方法是交替使用两侧牙齿。如经常使用单侧牙齿咀嚼，则不用一侧缺少生理性刺激，易发生组织的雇用性萎缩，而常咀嚼的一侧负荷过重，易造成牙髓炎，且引起面容不端正，影响美观。

7. 茶水漱口

每次饭后用茶水漱口，让茶水在口腔内冲刷牙齿及舌两侧。这样可清除牙垢，提高口腔轮匝肌和口腔黏膜的生理功能，增强牙齿的抗酸防腐能力。

8.饮食护齿

蛋、水果、蔬菜、排骨汤等，含有丰富的蛋白质、矿物质、维生素等，经常食用有益坚齿。人体摄取蛋白质不足，易患龋齿病。

此外，饮食时要注意保护牙齿，如忌过多食用酸辣食物，以防牙釉受侵蚀而破坏。

如何做才算正确的刷牙

刷牙是清除菌斑，预防牙周病发生最主要的手段。

要选择设计良好的牙刷，使其在口内便于转动，能清除牙齿各个部位的食物残片，符合牙弓形态和牙齿大小。一般选用富于弹性、光滑、容易清洁的磨毛或球化毛的尼龙丝牙刷。成人牙刷的刷头长度 25 ~ 35mm，宽度 8 ~ 12mm，刷毛高度 10 ~ 12mm，直径 0.2 ~ 0.3mm，毛束排数不超过 4 排。儿童牙刷的刷头长度不超过 28mm，宽度不超过 11mm，刷毛高度 9 ~ 10mm，直径不超过 0.25mm，毛束排数不超过 3 排。

坚持正确的刷牙方法，能刷除牙菌斑，同时还可对牙龈进行按摩。健康人一般每天刷牙 1 ~ 2 次，但对牙龈或牙周疾病的人应强调早晚刷牙，午饭后也要增加一次，每次刷 3 分钟。正确的刷牙方法是短横刷法和竖转动法。

短横刷法（又称水平颤动法）：人们习惯的横刷法是长的拉锯动作，这种横刷法如果加上硬毛牙刷就会给牙周带来损害（刷毛损伤牙龈边缘，牙龈退缩，根颈部楔状缺损等）。短横刷法用短颤的横刷动作最能洁净菌斑，故又称为沟内刷牙法。置刷毛毛尖与牙齿 – 牙龈面成 45° 而轻度加压，刷毛顶端部分进入龈沟，而部分在沟外，然后作前后向颤动 6 ~ 8 次，颤动时刷毛移动仅为 1mm。刷上下前牙的舌腭面时，如牙弓狭窄，可将牙刷头竖起作短横刷颤动。同时还应拉刷后牙咬牙合面，清洁牙合面的窝沟点隙。

竖转动法：能有效地去除菌斑及软垢，且能刺激牙龈角化，维护牙龈外形的正常。可供选用的牙刷面较广，硬毛、中硬毛牙刷均可，但老年人、儿童或牙周病手术后应选用中硬或软毛牙刷。刷唇颊面和后牙舌腭面的动作是将刷毛与牙的长轴平行，贴向牙面，刷毛指向龈缘，加压扭转牙刷，使刷毛与长轴成 45°，转动牙刷，即刷上牙时刷毛顺着牙间隙向下刷，刷下牙时从下往刷。注意动作稍慢一些，带一点震颤，同一部位要反复 5 ~ 6 次。刷前牙舌腭面用上述相同的转动动作，牙弓狭窄者可将牙刷垂直，部分毛束压在牙龈上，顺着牙间隙向冠方拉刷，同时拉刷后牙的咬牙合面。

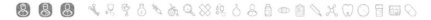

　　牙膏由于含有磨擦剂和洁净剂,它们能中防龋、消炎、止血、防酸、止痛、抑制牙石、减轻口臭，所以刷牙时使用牙膏可增强洁净牙齿的效果。